HEYNE <

Dieses Büchlein ist
meiner Mutter Ruth gewidmet, der ich meinen
ersten Atemzug verdanke und
von der ich (wenn auch sehr viel später!)
lernte, wie heilsam das
achtsame Atmen sein kann.

Una L. Tudor

Das kleine Buch vom heilsamen Atmen

Die besten Übungen für weniger Stress, mehr Energie und innere Balance

Aus dem Englischen übersetzt
von Karin Weingart

WILHELM HEYNE VERLAG
MÜNCHEN

Die Originalausgabe erschien 2019 unter dem Titel *The Little Book of Breathing* bei Gaia Books, einem Imprint von Octopus Publishing Group Ltd, Carmelite House, 50 Victoria Embankment, EC4Y 0DZ, England.

Die in diesem Buch vorgestellten Informationen und Empfehlungen sind nach bestem Wissen und Gewissen geprüft. Dennoch übernehmen die Autorin und der Verlag keinerlei Haftung für Schäden irgendwelcher Art, die sich direkt oder indirekt aus dem Gebrauch der hier beschriebenen Anwendungen ergeben. Bitte nehmen Sie im Zweifelsfall bzw. bei ernsthaften Beschwerden immer professionelle Diagnose und Therapie durch ärztliche oder naturheilkundliche Hilfe in Anspruch.

2. Auflage

Redaktion: Dr. Diane Zilliges
Umschlaggestaltung: Guter Punkt, München, unter Verwendung von Motiven von © tigerstrawberry/iStock und © saemilee/iStock
Designer and Illustrator: Abi Read
Herstellung: Mariam En Nazer
Satz: Vornehm Mediengestaltung GmbH, München
Druck: PBtisk, a.s., Příbram
Printed in Czech Republic
ISBN 978-3-453-70442-8
www.heyne.de

Inhalt

Einführung

Im ersten Moment mutet die Idee eines Leitfadens zum Atmen albern an, denn wer braucht schon ein Lehrbuch, um das Atmen zu lernen? Schließlich tun Sie es höchstwahrscheinlich gerade. Und haben bis zu diesem Satz vermutlich keinen Gedanken daran verschwendet. Das Atmen ist ein unwillkürlicher Vorgang oder sollte es jedenfalls sein. Im Durchschnitt holt jeder Mensch 720-mal Luft pro Stunde, also 17.280-mal pro Tag, 6.307.200-mal im Jahr – ganz ohne die Hilfe eines Ratgebers. Wozu also dieses Buch?

Wohl keinem anderen biologischen Prozess widmen wir so wenig Aufmerksamkeit wie dem Atmen – dabei ist er doch der grundlegendste. Atmen ist Leben, und dieses Buch gibt eine Antwort auf die Frage: Was, wenn wir mithilfe der Atmung unser Leben verbessern könnten?

Was, wenn wir allein durch bewusstes Atmen ein achtsameres, erfüllteres Leben führen könnten?

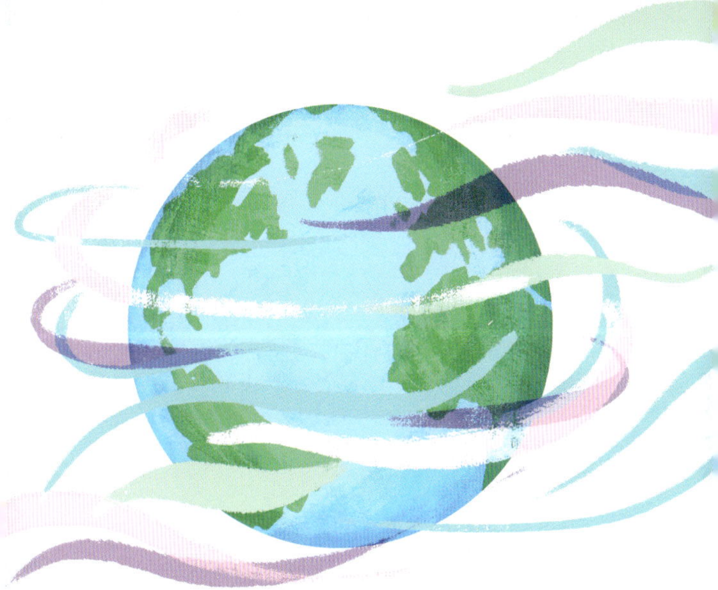

Ihre Innenwelt

Doch wie sollten wir die Welt, die uns umgibt, wahrnehmen können, ohne auf die Welt in unserem Inneren zu achten?

Die menschliche Physis ist etwas ganz Großartiges: eine Maschine, die unermüdlich Energie in Materie umwandelt und Materie in Energie. In jeder Sekunde Ihres Lebens stehen Sie buchstäblich unter Strom. Das Hirn übermittelt Ihren Nerven Tausende von

Signalen; winzigste Impulse genügen, um Ihre Muskeln zu dehnen und zu kontrahieren; das Knochenmark produziert Tausende von Blutzellen; zahllose Neuronen tun umherschwirrend ihr Werk. Kurz: Ihr Körper stellt ein unglaublich staunenswertes Wunder dar, dessen Antriebskraft der Sauerstoff ist.

Sie können drei Wochen ohne Essen überleben, drei Tage ohne Wasser, aber kaum drei Minuten ohne Sauerstoff. Wir achten darauf, was wir essen und wie viel wir trinken – aber oft denken wir überhaupt nicht daran, wie wir atmen.

Wie atmen Sie?

Beobachtung und Steuerung der Atmung bilden die Schnittmenge von Achtsamkeit und Yoga, Wissenschaft und Spiritualität sowie insbesondere von anspruchsvoller Theorie und praktischen Lösungen. Um zu begreifen, wie gut Ihnen intensives Atmen – im Gegensatz zu hastigen, oberflächlichen Atembewegungen – tut, müssen Sie weder wissenschaftliche Studien lesen noch an irgendwelche heiligen Schriften glauben.

Wir alle kennen die positive Wirkung des »tief Durchatmens« und wissen, wie schrecklich es sich anfühlt, keine Luft zu bekommen. Die Konzentration auf den Atem stellt eine Art angewandter Achtsamkeit dar. Und was könnte uns unsere Präsenz in der Welt besser bewusst machen als die Luft, die wir permanent ein- und ausatmen?

Egal, wo Sie sich gerade aufhalten: Nehmen Sie sich jetzt gleich einen Moment Zeit für die folgende Übung.

DAUER 3 MINUTEN

ÜBUNG:

Beobachten Sie Ihren Atem

Auf diese Übung, die der Fokussierung auf den Atem dient, kommen wir im Verlauf des Buches immer wieder zurück!

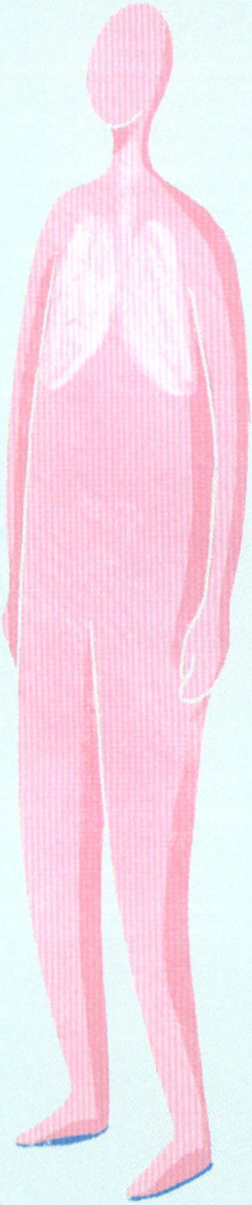

1. Stellen oder setzen Sie sich bequem hin, Schultern nach hinten.
2. Bewegen Sie sich möglichst wenig.
3. Atmen Sie ganz normal.
4. Beobachten Sie Ihre Atmung, ohne sie zu beurteilen. Versuchen Sie, nichts daran zu verändern. Momentan geht es erst einmal nur darum, Ihr »Normal« wahrzunehmen. Darum, jeden Atemzug zu beachten, den Sie in die Welt schicken.

5. Fragen Sie sich:

- *Wie fühlt sich die Luft in meinem Mund und der Nase an?*
- *Wie fühlt sich die Luft in der Lunge an? Gelangt sie tief hinein, oder bleibt sie eher an der Oberfläche?*
- *Wie fühlt sich die Luft in meiner Kehle an? Ist sie warm oder kühl? Tut mir im Hals irgendwo etwas weh?*
- *Wie fühlt sich mein Körper beim Einatmen an?*
- *Wie fühlt sich mein Körper beim Ausatmen an?*

6. Merken Sie sich alles, was Ihnen komisch vorkommt.

Die Kunst des Atmens

Wahrscheinlich ist Ihnen aufgefallen, dass Ihre Atmung etwas ungleichmäßig ist – dass manche Atemzüge langsamer oder schneller sind als andere. Vielleicht ist die Pause vor dem Ein- beziehungsweise Ausatmen nicht immer gleich lang. Ein unregelmäßiger Atem deutet darauf hin, dass auch das Leben ganz schön chaotisch ist. Und wenn wir auf das eine einwirken, kann das auch das Erleben des anderen etwas harmonisieren.

Im Unterschied zu vielen Ansätzen der komplementären Medizin erfordert die Atemarbeit weder Hilfsmittel noch einen bestimmten Raum. Sie brauchen dafür lediglich die Bereitschaft, einen Moment lang in sich zu gehen.

In diesem Buch greife ich sowohl heilige Yogapraktiken auf als auch Achtsamkeitstheorien sowie psychologische und wissenschaftliche Erkenntnisse. Und Sie werden feststellen, dass sie alle in praktische, alltagstaugliche Lösungen für weitverbreitete Probleme münden.

Und die Kunst des Atmens ist in vielerlei Hinsicht vor allem wissenschaftlich fundierter gesunder Menschenverstand.

Egal, ob Sie religiös sind oder nicht, das folgende Gelassenheitsgebet ist Ausdruck einer unverrückbaren Wahrheit:

»Gott, gib mir

die ***Gelassenheit****,*
Dinge hinzunehmen,
die ich nicht ändern kann,

den ***Mut****, Dinge zu ändern,*
die ich ändern kann, und

die ***Weisheit****,*
das eine vom anderen
zu unterscheiden.«

Modifizieren Sie Ihre Atmung

Ähnlich wie das Leben hat auch die Atmung viel Zufälliges, Unregelmäßiges und Sprunghaftes. Aber in unserer chaotischen, ungeordneten Welt ist der Atem oft das Einzige, was wir steuern – und verändern! – können.

Denken Sie an die Übung zur Beobachtung des Atems von Seite 10 und überlegen Sie, was sich an Ihrem Atmen gut angefühlt hat und was weniger gut. Hat die Luft Ihre gesamte Lunge ausgefüllt? Und wie stand es um Ihr Zwerchfell? War Ihre Atmung gleichmäßig und stetig?

Bei der nächsten Übung geht es darum, die Atmung zu modulieren. Sie beruht auf einer alten Yogapraktik namens *sama vrtti* (das heißt »gleiche Aktion«).

Dabei geht es einfach darum, das Ein- und Ausatmen auszugleichen. Anschließend fühlen Sie sich hoffentlich etwas ruhiger und ahnen schon, wieso die Wahrnehmung der eigenen Atmung so wichtig ist.

DAUER: 10 MINUTEN

ÜBUNG:

Die 4-4-Atmung

Wann immer alles aus dem Ruder zu laufen scheint, können Sie mit dieser Übung versuchen, Ihren Atem zu regulieren.

1. Setzen Sie sich bequem hin und nehmen Sie sich Zeit, um zu sich zu kommen.
2. Legen Sie die Hände unten an Ihren Brustkorb – sodass Sie den unteren Rippenrand unter den Handflächen spüren. Atmen Sie normal ein und aus (wie in der Übung von Seite 10).
3. Versuchen Sie dann, Ihre Atemzüge auszugleichen. Dabei hilft es, stumm und in gleichbleibendem, eher geringem Tempo zu zählen: ein-zwei-drei-vier, aus-zwei-drei-vier.
4. Versuchen Sie, so regelmäßig und stetig Luft zu holen, dass jeder Atemzug gleich lang ist. Fokussieren Sie sich wirklich darauf, stetig und gleichmäßig zu atmen. Und darauf, dass sich auch Ihre Schultern gleichmäßig heben und senken. Unter den Händen sollten

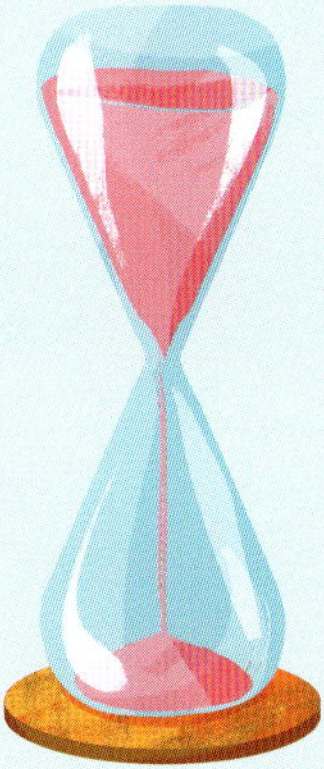

Sie spüren, wie sich Ihr Brustkorb auf und ab bewegt. Versuchen Sie, *in* Ihre Hände zu atmen und dabei das Ausdehnen und Kontrahieren Ihrer Lunge wahrzunehmen. Erreicht die Atemluft jedes Fleckchen von ihr?

5. Kennen Sie den Ausdruck »klüger arbeiten statt härter«? In unserem Kontext geht es nicht darum, mehr Luft einzusaugen, sondern darum, Ihre Lunge mit der üblichen Atemmenge optimal zu versorgen, bis in die Tiefe. Anfänglich fällt Ihnen das womöglich schwer – machen Sie sich keine Sorgen, wenn es etwas dauert, bis Sie es richtig hinbekommen. Üben Sie diese Atmung zehn Minuten lang und atmen Sie dabei immer wieder zählend von eins bis vier.
6. Nach diesen zehn Minuten (oder länger) fragen Sie sich:

- *Wie fühlt sich der Atem in meinem Mund und in der Nase an? Wie in der Brust? Der Lunge?*
- *Wie fühlt sich mein Körper beim Einatmen an?*
- *Wie fühlt sich mein Körper beim Ausatmen an?*
- *Wie fühle ich mich nach dieser Übung?*

Achten Sie mehr auf sich

Die zeitlich geordneten Kapitel in diesem Buch beinhalten Atemtechniken, die sich jeweils besonders gut für eine bestimmte Tageszeit eignen (aber natürlich auch zu jeder anderen angewendet werden können).

Einige der Übungen sind so einfach, dass sie sich jederzeit und überall durchführen lassen, andere brauchen etwas Zeit, bis man sie beherrscht. Manche dauern nur eine Minute und spenden schnell Klarheit und viel Energie. Andere können Teil einer meditativen Praxis werden und eine Ruhe erzeugen, die Ängste, Stress, Panik und sogar Schmerzen zu überwinden hilft.

Egal, wie Sie ticken und wie viel Zeit Ihnen zur Verfügung steht: Bewusstes Atmen kann Ihr Leben glücklicher, gelassener und produktiver machen. Es kann Ihnen helfen, bessere Entscheidungen zu treffen, körperlich und seelisch mehr auf sich zu achten, gesünder zu schlafen und achtsam mit sich, Ihren Liebsten, Ihrem Umfeld und Ihrem Leben umzugehen.

Raus aus den Federn:

7 Uhr

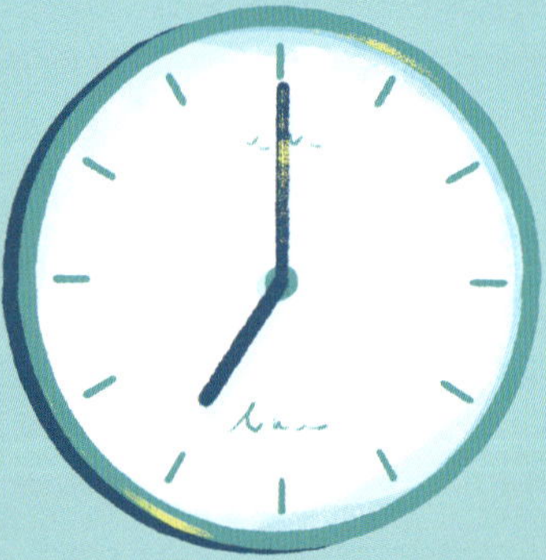

Wir kennen es alle, das angeschlagene Aufwachen am Montagmorgen. Wie aber wäre es, wenn es etwas gäbe, was uns den Tagesstart erleichtern könnte? Und was nicht nur die Morgenstunden verbessern würde, sondern gleich den ganzen Tag? Sodass Sie sich nicht mehr panisch und mit frisch geglätteten Haaren in letzter Sekunde eine Bluse bügeln müssten, während Sie auf die Schnelle eine Banane runterschlingen. Was wenn Ihr Morgen so verlaufen würde, wie Sie es sich immer gewünscht haben?

In diesem Kapitel stelle ich Ihnen drei Übungen vor, die Ihnen helfen werden, dieses Ziel zu erreichen. Mit einer ganz einfachen Morgenanalyse fangen wir an.

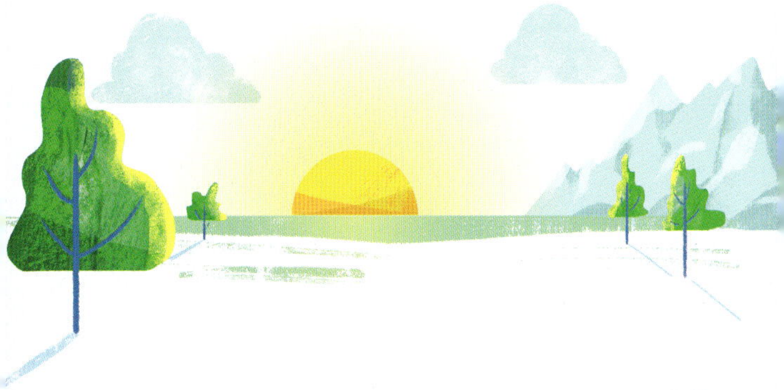

DAUER: 2 MINUTEN

ÜBUNG:

Morgenanalyse

Diese Übung führt Ihnen Ihre übliche Morgenroutine zu Bewusstsein und ermöglicht Ihnen den Vergleich mit Ihrem idealen Tagesanfang (siehe auch die Visualisierung auf Seite 23).

1. Schreiben Sie so ehrlich wie irgend möglich den Verlauf eines typischen Werktagsmorgen auf. Fragen Sie sich dabei:

   - *Wann stehe ich auf?*
   - *Wann muss ich das Haus verlassen?*
   - *Was frühstücke ich?*
   - *Habe ich Zeit zum Duschen?*

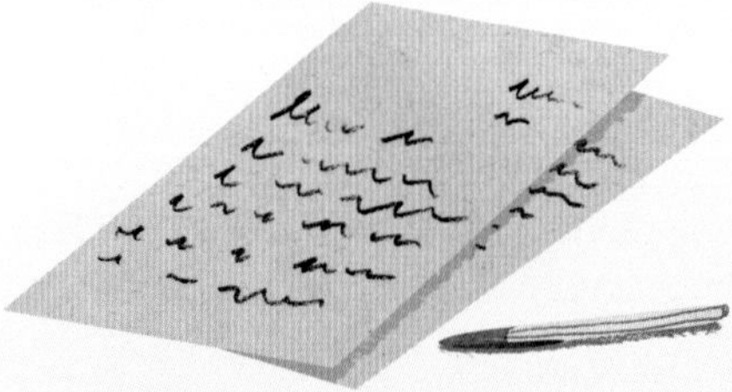

2. Und fragen Sie sich auch:

- *Was ist mein erster Gedanke beim Aufwachen?*
- *Wie fühle ich mich unmittelbar nach dem Aufwachen?*
- *Muss ich mich beeilen?*
- *Habe ich oft das Gefühl, etwas vergessen zu haben, oder muss ich oft auf etwas verzichten, worauf ich Lust habe (etwa meinen Morgenkaffee oder ausführlicheres Hairstyling), nur um pünktlich aus dem Haus zu kommen?*
- *Wie fühle ich mich, wenn ich in den Tag starte?*

3. Diese Übung können Sie ganz nach Gusto gestalten – seien Sie also ruhig kreativ! Doch vielleicht wäre eine Stundenübersicht keine schlechte Idee. Was tun Sie etwa um 6:30, um 7:15 oder um 8:45 Uhr? Wie geht es Ihnen an diesen Punkten jeweils?

Streben Sie Veränderungen an

Nehmen Sie nun Ihre Morgenanalyse zur Hand. Wahrscheinlich finden sich in Ihren Aufzeichnungen an irgendeiner Stelle Begriffe wie »hektisch«, »chaotisch« oder »stressig«. Damit sind Sie keineswegs allein.

Der Wecker gilt ja nicht von ungefähr als Hassobjekt. So denken etwa 50 Prozent aller Amerikaner*innen beim Aufwachen an Arbeit und Geld[1] – im Weltmaßstab dürfte das nicht viel anders aussehen. Und da Geld und Arbeit die wichtigsten Stressoren sind, ist das keine gute Nachricht. Doch was können wir tun, um es zu verändern?

Natürlich das, was wir immer tun, wenn wir etwas verändern wollen: Wir analysieren den Ist-Zustand, machen uns das Wunschziel klar und bestimmen die Differenz zwischen beiden.

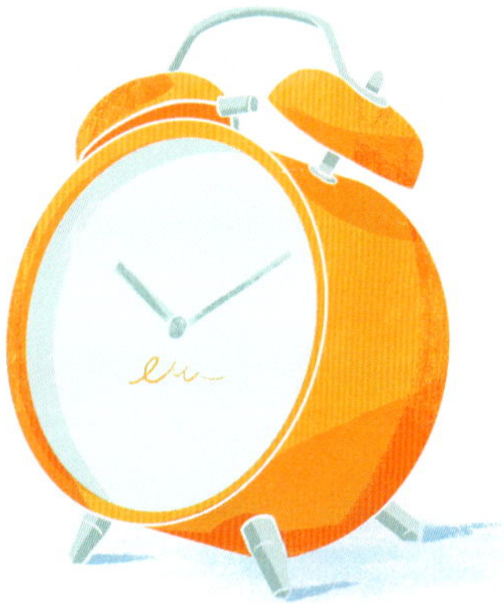

DAUER: 10 MINUTEN

ÜBUNG:

Visualisieren Sie Ihren perfekten Morgen

Diese Atemübung hilft Ihnen, sich Ihren perfekten Morgen auszumalen. Schnappen Sie sich etwas zu schreiben, suchen Sie sich ein ruhiges Plätzchen und schließen Sie die Augen.

1. Werden Sie sich Ihres Atems bewusst (wie in der Übung von Seite 10).
2. Beginnen Sie dann, Ihre Atmung zu regulieren, indem Sie stumm bis vier zählen, auf vier innehalten und bis vier zählend ausatmen. Fokussieren Sie sich ganz auf Ihren Atem. Dabei werden Sie immer entspannter. Und bekommen den Kopf frei.
3. Visualisieren Sie jetzt Ihren idealen Morgen. Aber Vorsicht, hier geht es nicht um Croissants, Massagen oder Privatjets, sondern um Ihr wahres Leben. Fragen Sie sich:

- *Wann würde ich gern aufstehen? Wie viel Schlaf wünsche ich mir?*
- *Wie lange lümmele ich im Bett, bevor ich aufstehe?*

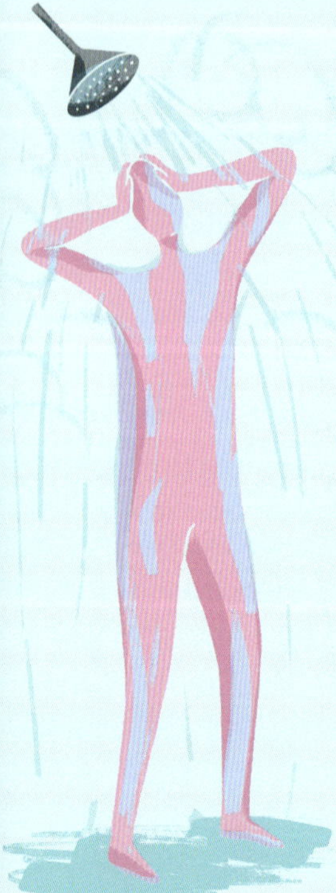

- *Wie viel Zeit hätte ich gern, um mich fertig zu machen?*
- *Wenn Sie Kinder haben: Wünsche ich mir, dass sie ihre Schuhe selbst suchen oder ihre Hausaufgaben gemacht haben?*
- *Würde es mein Leben erleichtern, wenn ich schon am Abend meine Tasche packen und die Garderobe für den nächsten Tag rauslegen würden?*
- *Was brauche ich? Eine ausgiebige heiße Dusche? Kaffee? Frühstück?*

4. Sobald Sie Ihren perfekten Morgen visualisiert haben, notieren Sie bitte das Wesentliche. Sie können Ihre Gedanken etwa in Stichworten zusammenfassen oder einen idealen Zeitplan erstellen. Seien Sie ruhig kreativ!

Nehmen Sie sich Zeit für sich

Vergleichen Sie nun Ihre normale Morgenroutine (Seite 20) mit den Notizen, die Sie sich über Ihren idealen Morgen gemacht haben. Wetten, dass der Hauptunterschied zeitlicher Natur ist?

Tatsächlich hängt Stress fast immer mit der Angst zusammen, nicht genügend Zeit zu haben. Etwa mit der Angst, etwas nicht rechtzeitig fertig zu bekommen, den Bus zu verpassen oder eine falsche Entscheidung zu treffen, die sich nicht mehr rückgängig machen lässt. Und oft wird einem erst beim Abschied von einer Freundin oder einem Partner klar, wie kostbar die gemeinsame Zeit war.

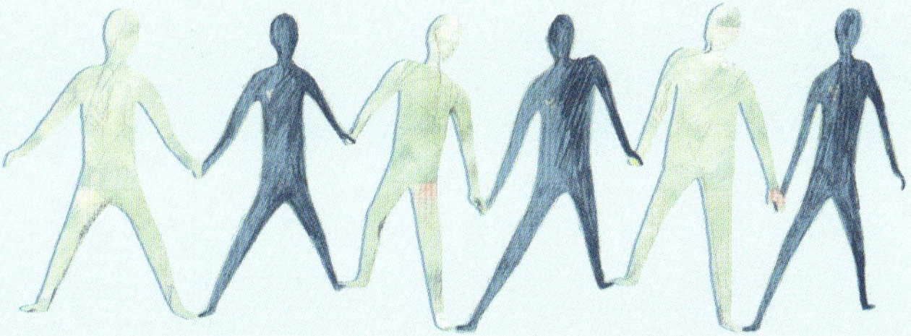

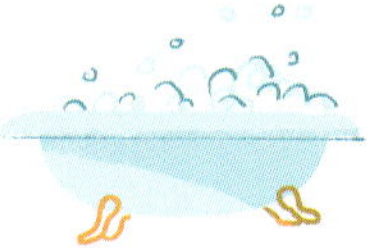

Die meisten von uns könnten klüger mit ihrer Zeit umgehen. Und die beste Möglichkeit ist gleichermaßen offensichtlich wie kontraintuitiv: Um mehr Zeit zu haben, müssen Sie sich zunächst einmal etwas Zeit *nehmen*.

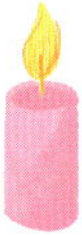

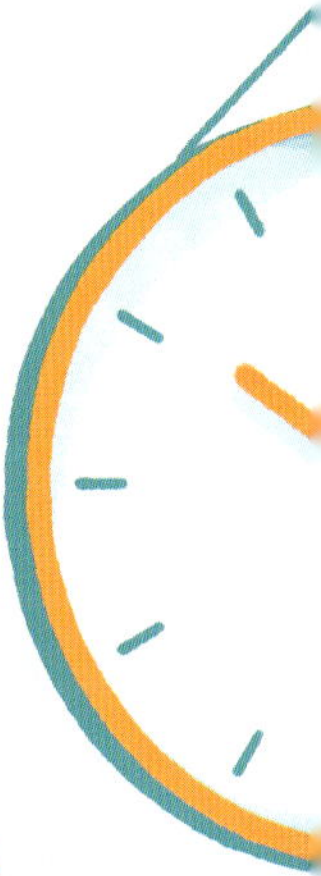

Ich weiß natürlich, dass es sich egoistisch anhören kann zu sagen, dass man Zeit für sich braucht. In Wirklichkeit ist aber eher das Gegenteil der Fall: Zeit für sich selbst garantiert geradezu einen erfolgreichen, produktiven Tag. Um Ihre Umwelt verstehen zu können, müssen Sie zunächst *sich* verstehen, und diese Selbsterkenntnis führt zu einem glücklicheren, gütigeren, erfüllteren Leben.

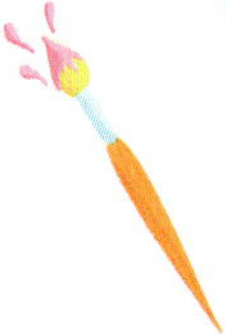

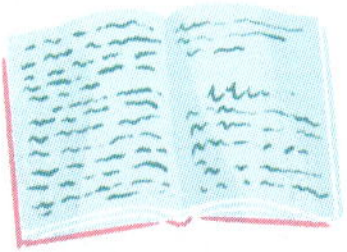

Die Atemübung auf Seite 29 trägt dazu bei, sich zu Beginn des Tages zu zentrieren und Körper und Geist

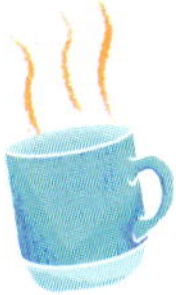

neu auszurichten. Sie beruht auf den Yogapraktiken der Vollatmung und der Dreipunktatmung und verschafft Ihnen Zeit, sich auf sich selbst zu fokussieren.

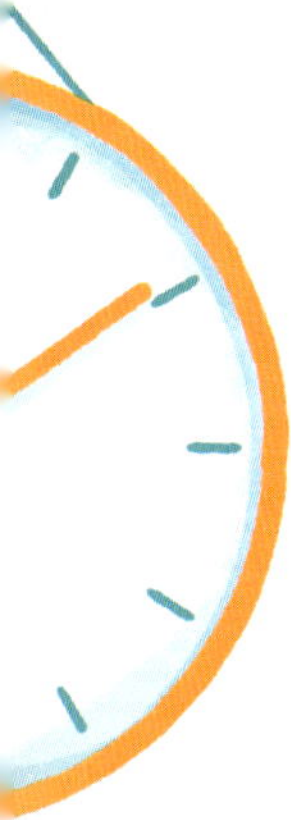

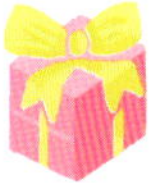

Die Magie des Atems besteht zumindest teilweise in der Fähigkeit, in Kontakt mit dem eigenen Wesen zu kommen, einen Moment der Achtsamkeit auf die Frage zu verwenden, wie Sie sich fühlen, was Sie wirklich wollen und brauchen. Indem Sie sich diese Zeit nehmen – und dafür vielleicht den Wecker zehn Minuten früher stellen –, machen Sie sich das Geschenk, den Tag in der Konzentration auf Ihre Bedürfnisse, Wünsche und Gefühle zu beginnen. Das ist vielleicht keine Wunderkur, hilft aber bestimmt.

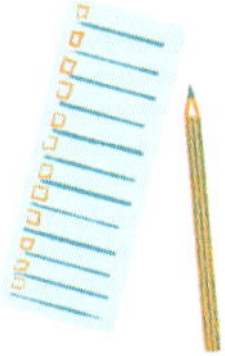

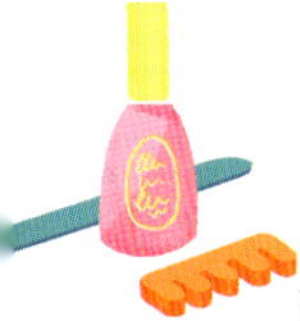

Finden Sie zu Ihrer eigenen Wahrheit

Die folgende Übung ermöglicht es Ihnen, klare Grenzen zu ziehen und bestmöglich durch den Tag zu kommen. Sie gibt Ihnen die Gelegenheit, Ihre Wünsche und Bedürfnisse zu artikulieren und den Unterschied zwischen beiden zu erkennen. Dies wiederum verbessert Ihr Kommunikationsvermögen und macht Sie zu einer besseren Freundin, einem besseren Kollegen. Und einfach dadurch, dass Sie lernen, Ihre eigenen Wünsche und Bedürfnisse zu benennen, fällt es Ihnen auch leichter, den Bedürfnissen Ihrer Mitmenschen gerecht zu werden. So wie man auch mit vollem Bauch eher bereit ist, sein Essen zu teilen. Es ist ein bisschen wie bei den Sicherheitshinweisen auf Flügen: Bevor man anderen helfen kann, muss man selbst eine Sauerstoffmaske aufsetzen.

Atmen Sie tief ein und aus, spüren Sie die Luft in Ihrer Lunge und finden Sie zu Ihrer eigenen Wahrheit.

DAUER: 10-15 MINUTEN

ÜBUNG:

Vollatmung

Nach dem Aufwachen und bevor Sie das Bett verlassen, werden Ihnen ein paar Dehnübungen guttun. (Studien zufolge können diese Stress vorbeugen und Durchblutung, Beweglichkeit sowie Kreislauffunktion verbessern.)

1. Dehnen Sie jede Körperpartie: von den Zehen über die Füße, Waden, Oberschenkel, den Po, den unteren Rücken, Bauch, die Finger, Hände, Ellbogen, Schultern, Hals bis zum Gesicht.
2. Nehmen Sie jeden Teil Ihres Körpers wahr. Dabei dürfen Sie gern jede Partie gedanklich beim Namen nennen, wenn es Ihnen hilft.

   Wie fühlen sich die einzelnen Partien an?

   Wie fühlen Sie sich?

   Was braucht Ihr Körper in diesem Moment?

3. Achten Sie auch auf Ihren Atem.

   Atmen Sie tief oder oberflächlich?

Wo wird Ihr Körper von der Atemluft erfüllt? Im Bauch? In der Brust? In der Kehle?

4. Schließen Sie die Augen und atmen Sie nur durch die Nase. Holen Sie tief und genüsslich Luft, atmen Sie bis in den Bauch. Sie saugen die Luft tief in den Körper, in Bauch, Rücken und Hüften. Von dort aus lassen Sie den Atem aufsteigen, in die Partie zwischen Bauchnabel und unterem Rand des Brustkorbes.
5. Lassen Sie dann den Atem weiter hochkommen, sodass er sich in der gesamten Lunge ausbreitet, in den Brustkorb und zum Brustbein. Sobald sich Ihre Schlüsselbeine leicht anheben, ist Ihre erste Volleinatmung abgeschlossen. Glückwunsch!
6. Atmen Sie langsam durch die Nase aus, beginnend damit, dass sich die Schlüsselbeine wieder senken. Anschließend kontrahieren Sie Brustkorb und Brustbein und zuletzt den Bauch. Das war Ihre Ausatmung.
7. Atmen Sie so langsam und achtsam wie möglich weitere fünf bis zehn Minuten durch die Nase ein und aus. Machen Sie sich dabei sukzessive alle Partien Ihres Körpers bewusst.
8. Sobald Sie so weit sind, gehen Sie allmählich wieder zur Normalatmung über, dehnen sich noch einmal und achten wieder darauf, wie sich Ihr Körper anfühlt.

- *Wie fühlen sich die einzelnen Körperpartien an?*
- *Wie fühlen Sie sich?*
- *Was braucht Ihr Körper jetzt gerade?*
- *Was wünschen Sie sich für den vor Ihnen liegenden Tag?*

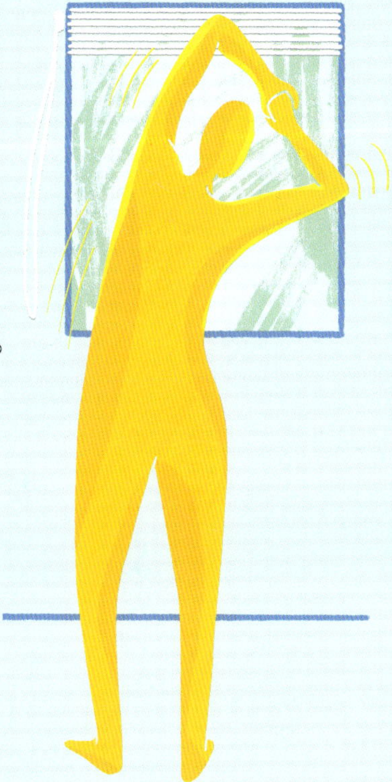

9. Während sich Ihre Atmung normalisiert, denken Sie noch einmal an Ihren perfekten Morgen (Seite 23). Gestehen Sie sich genügend Zeit dafür zu, damit er sich genauso abspielen kann.

Den Kopf freibekommen.

9 Uhr

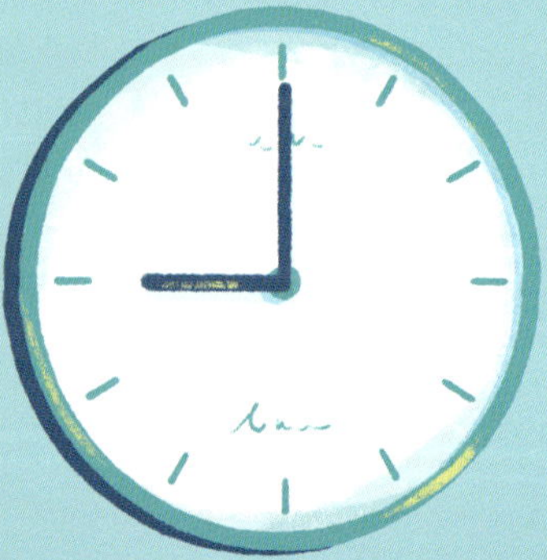

Wir leben in einer Zeit der Überflutung mit Informationen. Seien diese persönlicher, globaler oder politischer Natur: Wir sind quasi immer im Dienst. Dafür sorgen schon unsere Smartphones. Tag und Nacht kommen E-Mails rein, gar nicht zu erwähnen die Updates auf Twitter, Facebook, WhatsApp und wo sonst noch alles. Rund um die Uhr sind wir für unsere Freunde, Angehörigen und Wildfremde am anderen Ende der Welt da.

Dem Vernehmen nach schlafen fast 90 Prozent aller unter Dreißigjährigen mit dem Smartphone am Bett, und der Rest von uns checkt seines unmittelbar nach dem Aufwachen. Jeder Zehnte wird mindestens einmal pro Woche von seinem Phone geweckt, und 95 Prozent nutzen es bis unmittelbar vor dem Einschlafen.[2]

Wir alle haben unbeantwortete E-Mails. Oder SMS, auf die wir noch nicht reagiert haben, sodass wir fürchten, dass es jetzt eh zu spät dafür ist. Und wann haben Sie Ihre Oma das letzte Mal angerufen? Wir hängen in einer Endlosschleife aus schlechtem Gewissen und Schuldgefühlen fest. Damit ist allerdings niemandem geholfen.

Informationsüberflutung

Aus diesen schlechten Gefühlen wird dann auch noch ordentlich Profit geschlagen: Unsere schöne neue Onlinewelt ist gepflastert mit Reklame für Dinge, von denen wir nie gedacht hätten, dass wir sie wollen oder brauchen könnten. News-Splitter werden umrahmt von Werbung für Luxus-Katzenfutter und neue Technologien, die unser Leben besser bewältigen sollen als wir selbst. Es sieht ganz so aus, als könnten wir heute nur noch bestehen, wenn wir lauter Zeug kaufen, um damit die Dinge zu managen, die wir schon längst nicht mehr managen können.

Wahrnehmung versus Wirklichkeit

Glaubt man den digitalen News, geht die Welt in Riesenschritten dem Untergang entgegen. Viele Wissenschaftler*innen sind jedoch anderer Auffassung: Statistiken zufolge geht es der Menschheit gegenwärtig so gut wie nie. So nimmt etwa im Weltmaßstab die Armut ab. Die Kindersterblichkeit sinkt. Die Alphabetisierung steigt. Mehr als die Hälfte der Weltbevölkerung lebt in freien, demokratischen Gemeinwesen. Wenn das keine guten Nachrichten sind!

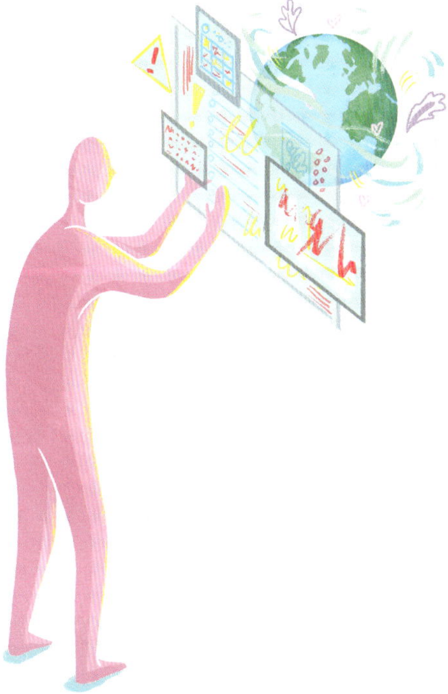

Das Problem ist also unsere Wahrnehmung: Vor lauter *bad news* sind wir blind für die Dinge, wie sie wirklich sind. Und man hält sich schon beinahe für egoistisch, wenn man angesichts der vielen, denen es schlecht geht, noch positiv denkt.

DAUER: 3 MINUTEN

ÜBUNG:

Ihre Apps
Eine Bestandsaufnahme

In dieser Übung werden Sie sich Ihrer Informationskanäle und der Häufigkeit bewusst, mit der Sie sie nutzen.

1. Überlegen Sie:

   - *Wie oft sehe ich Nachrichten im Fernsehen, höre sie im Radio oder beides?*

   - *Lese ich die Zeitung – gedruckt oder online?*

2. Vermutlich haben Sie mindestens ein Handy und eine E-Mail-Adresse. Überlegen Sie nun:

   - *Ist auf meinen Social-Media-Konten die Funktion »Benachrichtigung« aktiviert?*

   - *Wie steht's um News Alerts?*

   - *Wie oft meldet sich mein Handy? Und wie oft verlangt es meine sofortige Reaktion?*

Tipp!

Irgendwo in Ihrem Handy gibt es eine Einstellung, die zeigt, welche Benachrichtigungen aktiviert sind. Genau an dieser Stelle können Sie diese auch ausschalten.

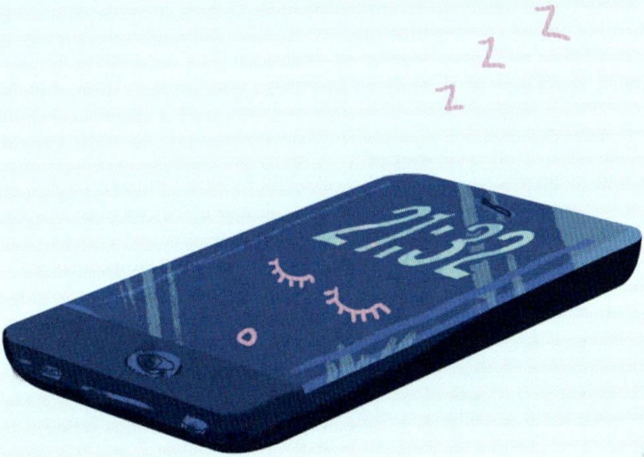

Kanäle bereinigen und löschen

Durch das Löschen von Kanälen, die Sie mit (zu vielen) Informationen versorgen, öffnen Sie sich für eine positivere Weltsicht und mehr Flexibilität. Ohne das ganze Hintergrundrauschen klären sich Ihre Wahrnehmungen, und Sie können beginnen, die Welt zu verbessern – für sich und Ihre Mitmenschen.

Um die Bereinigung von Kanälen geht es auch in der folgenden Atemübung, die Sie perfekt auf Ihren Arbeitstag vorbereitet. Sie gehört der Kategorie »Nasenlochatmung« an und beruht auf einer Yogapraktik namens *nadi shodhana*. Auf Sanskrit bedeutet *nadi* »Fluss« und *shodana* »Reinigung«. Deshalb nennen wir diese Übung auch »Atmung zur Kanalreinigung«. Ein anderer Name dafür lautet »Wechselatmung«.

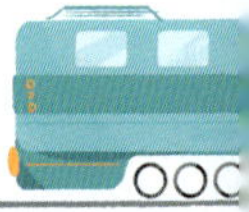

DAUER: 2-5 MINUTEN

ÜBUNG:

Atmung zur Kanalreinigung

Diese Übung wird im Sitzen durchgeführt und benötigt kaum Zeit. Sie lässt sich auch unter Leuten praktizieren.

1. Nehmen Sie bequem auf einem Stuhl Platz, Ihr Rücken ist so gerade wie möglich. Berühren Sie Ihre Stirn mit Zeige- und Mittelfinger direkt über der Nase. Mit dem Daumen bedecken Sie Ihr rechtes Nasenloch. Schließen Sie den Mund.
2. Während Sie bis acht zählen, atmen Sie durch Ihr offenes Nasenloch EIN und – ebenfalls auf acht – wieder AUS.
3. Nehmen Sie nun den Daumen vom rechten Nasenloch und bedecken Sie stattdessen das linke mit dem Ringfinger.
4. Während Sie bis acht zählen, atmen Sie durch Ihr offenes Nasenloch EIN und – ebenfalls auf acht – wieder AUS.
5. Diesen Ablauf wiederholen Sie zwölfmal.

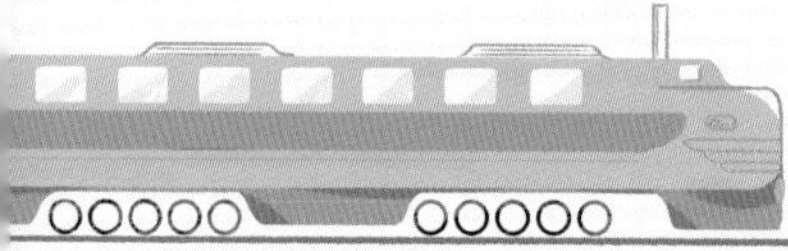

Yogakaffee:

11 Uhr

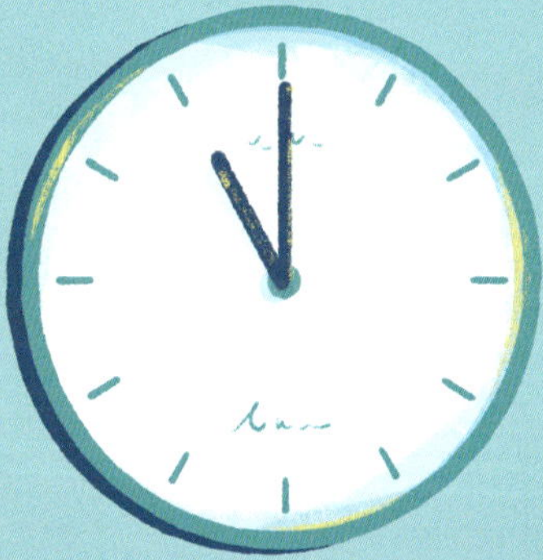

Es ist elf Uhr, Zeit für einen kleinen Snack mit einem großen Kaffee. Ob wir sie nun *fika* nennen wie in Schweden, *smoko* wie die Australier oder *elevenses* wie in England, Fakt ist: Beinahe die halbe Welt legt vormittags eine Kaffee- oder Teepause ein. Und Hand aufs Herz: Vom todschicken Skinny Latte über den starken Schwarzen bis hin zum gepflegten Tässchen Tee sind wir letztlich doch (fast) alle Koffein-Junkies.

Ob zum Wachwerden oder zur Beruhigung, als Belohnung oder im Rahmen eines wichtigen Gesprächs, zur Nervenstärkung oder um einen Neuanfang einzuläuten: Ohne Kaffee oder Tee geht praktisch gar nichts.

Vielleicht haben Sie auch gerade einen neben sich stehen. So wie ich beim Schreiben übrigens ebenfalls. Im Koffeinkonsum sind wir vereint. Und jetzt ahnen Sie wahrscheinlich schon, worauf ich hinauswill.

Denn Sie wissen es ja längst, genau wie ich: Gut tut uns das nicht.

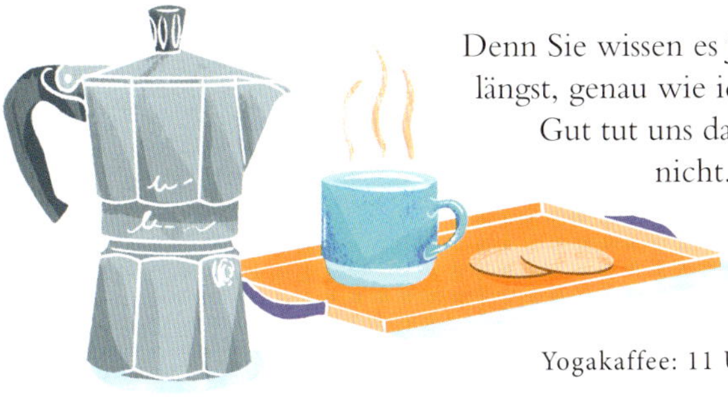

DAUER: 1 WOCHE

ÜBUNG:
Koffeinbilanz

Mit dieser Übung machen Sie sich Ihren Koffeinkonsum bewusst.

- *Wie viel Kaffee trinke ich am Tag?*
- *Und wie viel (schwarzen) Tee?*

1. Notieren Sie sich die Zahlen gut, vielleicht sogar auf dieser Buchseite. Studien zeigen nämlich, dass wir den Konsum von Dingen, die wir für schädlich halten, oft unterschätzen. Machen Sie sich also auf eine Überraschung gefasst.
2. Mithilfe der Tabelle auf Seite 44 und 45 ermitteln Sie Ihren wöchentlichen Koffeinkonsum. Ordnen Sie dabei jeder Tasse Tee einen Punkt zu, einer Tasse Kaffee (zu Hause) zwei Punkte und jedem Kaffee aus dem Coffeeshop drei. Die Punkte basieren auf dem geschätzten Koffeingehalt des jeweiligen Getränks. So

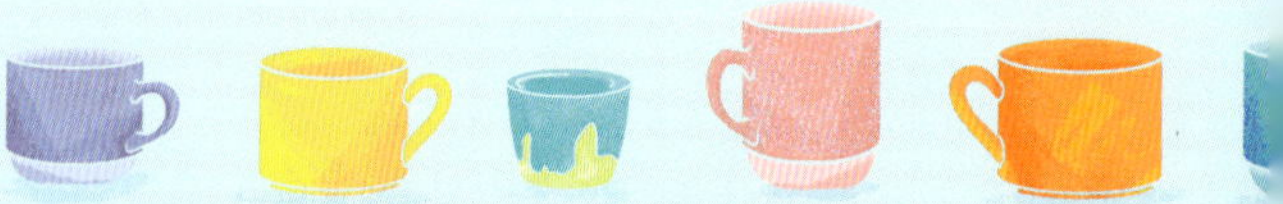

enthält etwa der Kaffee aus dem Coffeeshop doppelt so viel Koffein wie eine Tasse Tee – und die hat schon mehr, als Sie wahrscheinlich denken.

3. Tragen Sie in die rechte Spalte der Tabelle auf den folgenden Seiten ein, wie Sie sich unmittelbar nach dem Konsum des Tees oder Kaffees fühlen, eine Stunde später und erneut nach drei Stunden.
4. Nehmen Sie sich allabendlich ein paar Minuten Zeit, um sich über Ihr Empfinden klar zu werden. Fragen Sie sich:

- *Wie geht es mir heute körperlich?*
- *Wie schnell schlägt mein Herz?*
- *Wie gestresst fühle ich mich?*
- *Hatte/habe ich einen Koffeincrash (siehe Seite 46)?*

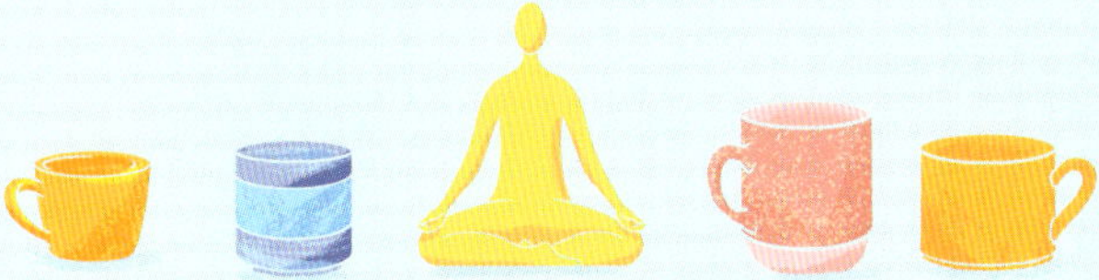

Koffeinprotokoll

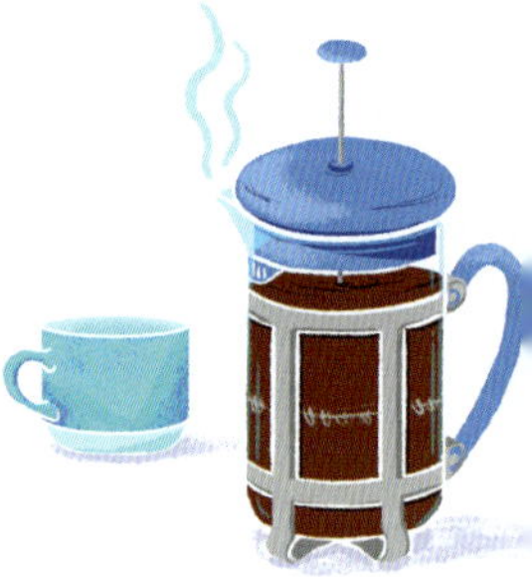

Auf Koffein reagiert jeder Mensch anders. Nehmen Sie sich deshalb täglich mehrmals ein paar Minuten Zeit, um zu dokumentieren, wie es sich auf Sie auswirkt. Füllen Sie dafür die Kästchen aus.

	Menge	Reaktion
Montag		
Dienstag		
Mittwoch		

	Menge	Reaktion
Donnerstag		
Freitag		
Samstag		
Sonntag		

Der Koffeincrash

Wie bei den meisten zeigt sich wahrscheinlich auch in Ihrem Koffeinprotokoll eine Verbindung von Stress, Crash und Koffein. Und vielleicht erkennen Sie (wie es bei mir der Fall war) sogar einen Zusammenhang zwischen Ihrem Koffeinkonsum und mentalen Auffälligkeiten, bis hin zu Panikattacken.

Die Wirkung von Koffein

Wir reagieren zwar alle unterschiedlich auf Koffein, seine Wirkweise ist jedoch immer dieselbe. Einfach ausgedrückt, sieht sie so aus: Unser Schlafbedürfnis wird von einer Substanz namens Adenosin gesteuert, die sich tagsüber im Hirn aufbaut, bis wir abends schließlich der Müdigkeit nachgeben.

Koffein nun blockiert die Adenosin-Rezeptoren im Hirn. Es unterbindet also weder Entstehung noch Aufbau dieses Nukleosids im Blut, sorgt jedoch dafür, dass wir zunehmende Müdigkeit nicht bemerken. Lässt die

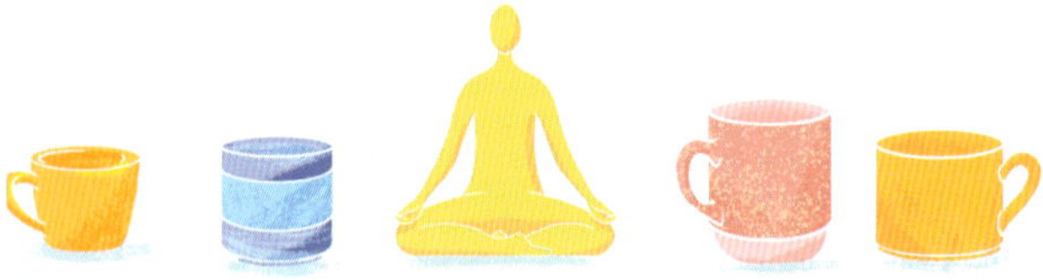

Wirkung des Koffeins nach, trifft sowohl das normal zu erwartende Adenosin auf die Rezeptoren als auch die Mengen, die durch den Kaffee- oder Teekonsum bislang blockiert waren, und das Hirn reagiert mit schlagartig auftretender Müdigkeit. Dieses Phänomen nennt man Koffeincrash.

Hat das Nachlassen des Koffeineffektes nun solche unangenehmen Folgen, ist man natürlich versucht, einfach weiter Kaffee oder Tee zu trinken. Doch auf Dauer lässt sich der Crash nicht verhindern. Und zu viel Koffein macht sogar seine anfänglich erfreuliche Wirkung zunichte. Studien haben ergeben, dass starke Kaffeetrinker abgesehen vom Geschmack ihres Getränks keinerlei Nutzen mehr daraus ziehen.

Einem Artikel der renommierten Fachzeitschrift *Neuropsychopharmacology* zufolge ist das mit der vormittäglichen Kaffeepause einhergehende Gefühl der »Wachheit« im Grunde nur »die Aufhebung des ermüdenden Effekts des akuten Koffeinentzugs«.[3] Das heißt: Wir werden nicht wacher, sondern sind einfach süchtig. Wir laugen uns aus, schlafen womöglich schlecht und kommen dem nächsten Crash unweigerlich immer näher. Doch was können wir dagegen tun?

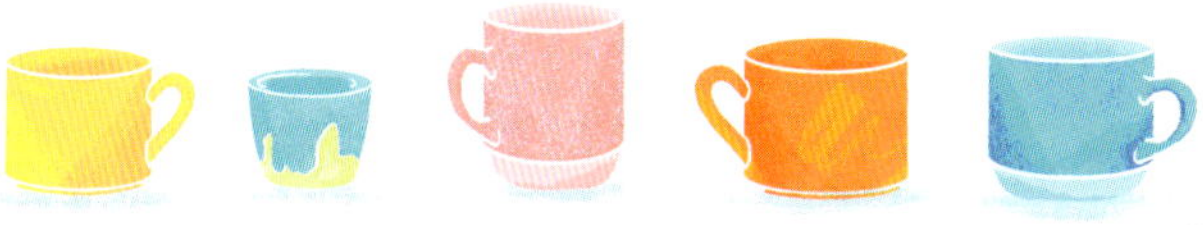

Bleiben Sie realistisch

Natürlich werden Sie den Koffeingenuss nicht ganz aufgeben. Sie wissen das, und ich weiß es, also brauchen wir uns auch nichts vorzumachen. Sich Ziele zu setzen, die man eh nicht erreicht, hat keinen Sinn. Deshalb bringt es auch nichts, sich vorzunehmen, dem Kaffee- oder Teegenuss vollkommen abzuschwören. Die nächste Versuchung kommt bestimmt … und macht alle guten Vorsätze zunichte.

Ziel dieses Buches ist es, den Alltag durch kleine, leicht zu realisierende Schritte deutlich zu verbessern. Um Perfektion geht es dabei nicht.

Unrealistische Ziele bringen niemanden weiter. Deshalb beschränken wir uns darauf, eine unserer Koffeinpausen durch etwas Besseres zu ersetzen: durch den »Yogakaffee«, eine Atemübung, die genauso stimulierend wirkt wie der erste Schluck aus dem Becher. Außerdem ist sie gratis und hat null Nebenwirkungen. Die Übung ist eine Abwandlung einer Praktik namens *bhastrika*, »Blasebalg«. Lassen Sie uns gleich anfangen.

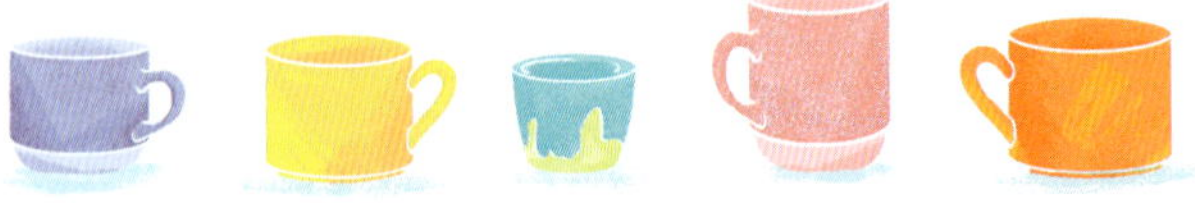

DAUER: 3 MINUTEN

ÜBUNG:

Yogakaffee

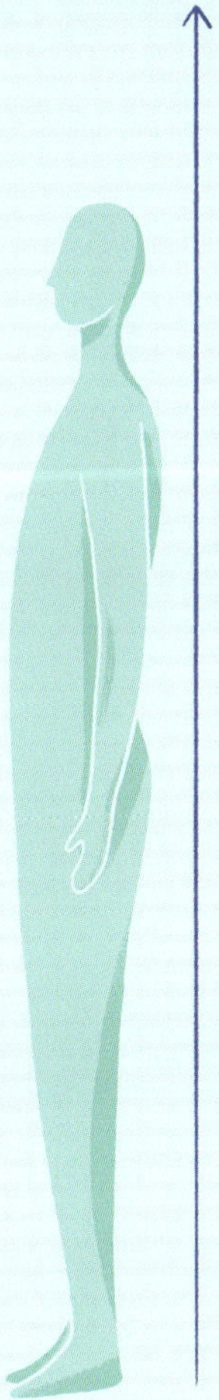

Diese Übung wird im Stehen durchgeführt. Suchen Sie sich dafür einen Platz, an dem Sie nicht gestört werden.

1. Stellen Sie sich aufrecht hin, die Arme hängen locker am Körper herab. Stellen Sie sich eine lange Schnur vor, die Ihren Hinterkopf und die Fersen verbindet. Ist sie straff gespannt?
2. Atmen Sie ein paar Momente ganz normal weiter und beobachten Sie dabei Ihre Atemtätigkeit.
3. Während Sie nun bis vier zählen, atmen Sie kraftvoll durch die Nase ein und bis tief in den Bauch. Dabei heben Sie die Arme in einem Schwung gerade über den Kopf.
4. Atmen Sie ebenfalls auf vier genauso kraftvoll aus und bringen Sie die Arme dabei wieder in die Ausgangsposition zurück.
5. Wiederholen Sie den Ablauf zwei Minuten lang. Dabei sind Sie ganz auf Ihren Atem und die Bewegungen in Ihrem Bauch sowie auf das Heben und Senken der Arme fokussiert.

Den Stress wegatmen: 13:42 Uhr

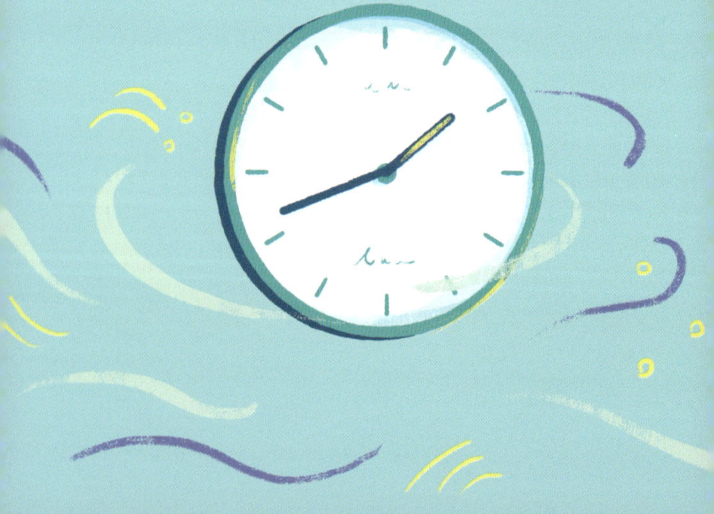

Sollten Sie einen Blick auf das Inhaltsverzeichnis dieses Buches geworfen haben, fragen Sie sich vermutlich: Warum haben die Kapitel alle eine volle Stunde im Titel und nur dieses so eine krumme Zeitangabe?

Ganz einfach: Wie Studien ergeben haben, beginnt offenbar um 13:42 Uhr die stressigste Minute des Tages – vor allem dienstags.

Exakt lässt sich dieser Moment natürlich nicht bestimmen. So ist etwa in einer Untersuchung von 11:45 Uhr die Rede, eine andere benennt als stressigsten Augenblick des Tages vage die Zeit »zwischen 10:30 und 13:30 Uhr, je nachdem«.

Aber 13:42 Uhr hört sich nett an und ergibt auch irgendwie Sinn – der morgendliche Schwung ist verflogen, das Mittagessen bereits im Magen, und bis zum Feierabend dauert es noch ewig. Und in jedem Fall ist diese Zeitangabe ein guter Anlass, um über Stress, Stressbewältigung und die Rolle des Atmens dabei zu sprechen.

Was ist überhaupt Stress?

»Stress« ist eines dieser Modewörter, die wir oft im Munde führen. Aber was genau beschreibt es eigentlich? Schwer zu erklären – ähnlich wie »Sodbrennen«: Doch haben Sie es einmal, wissen Sie, was es ist. Wie es sich anfühlt, gestresst zu sein, können wir alle beschreiben. Eine medizinisch exakte Definition jedoch steht noch aus.

Psychologisch betrachtet ist Stress »ein Zustand emotionaler Belastung aufgrund widriger Lebensumstände«. Doch im Englischen steht das Wort *stress* unter anderem auch für »auf Materie ausgeübten Druck« oder »Spannung, der ein Objekt ausgesetzt wird«. Und diese Definition bietet auch gute Anhaltspunkte zur Visualisierung des Stresses, unter dem wir Menschen oft stehen: Stressoren üben – ähnlich wie Gewichte auf eine Gummimatte – Druck auf uns aus. Stress deformiert und verändert Sie, er wirkt störend und laugt Sie aus.

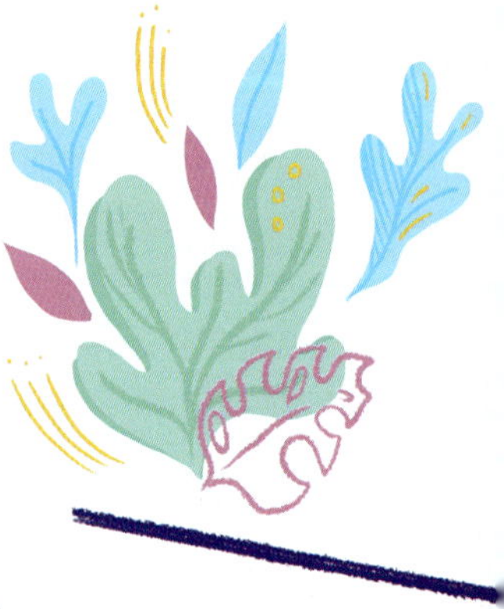

Dem britischen *National Health Service* zufolge führt Stress unter anderem dazu, dass man sich überfordert fühlt, gereizt und ängstlich wird oder an Selbstvertrauen verliert. Außerdem schwächt er oft Konzentrations- und Entscheidungsfähigkeit.

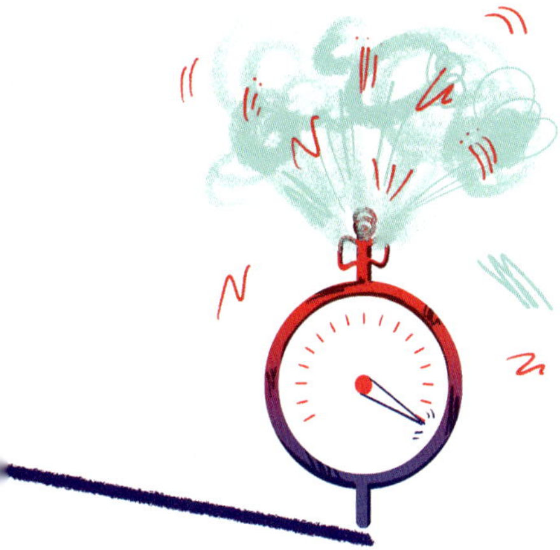

Die körperlichen Auswirkungen von Stress

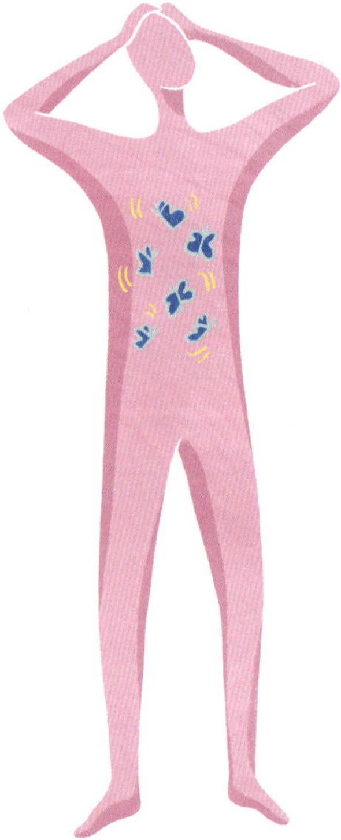

Stress ist nicht nur ein psychisches Problem, sondern auch ein physisches. Eine schwere Stressbelastung kann dem Körper sowohl kurzfristig als auch auf lange Sicht zusetzen.

Im Stress erhöht sich der Adrenalin-, Noradrenalin- und Cortisolspiegel im Blut, was eine Beschleunigung des Herzschlags zur Folge hat. Die Blutgefäße erweitern sich, und es kommt zu einer Erhöhung des Blutdrucks. Vieles spricht sogar dafür, dass dadurch auch das Cholesterol steigt. Überlegen Sie nur, wie viel schwerer sich der Körper unter diesen Umständen tut, seine Arbeit zu verrichten.

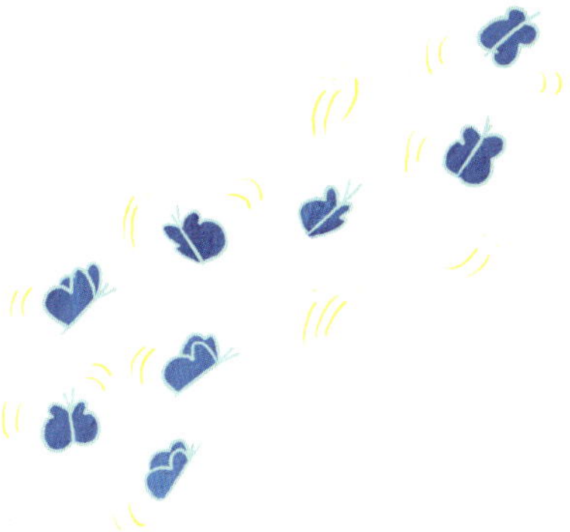

Und es ist ja nicht nur das Herz. Stress kann – besonders bei Asthmatikern oder Menschen mit eingeschränkter Lungenfunktion – auch die Atemwege schädigen. Studien deuten sogar darauf hin, dass Stress Asthma *auslösen* kann. Was womöglich auch für (andere) Allergien und Unverträglichkeiten gilt.

Stress kann Magengeschwüre, Sodbrennen, Reflux, Verstopfung und Durchfall hervorrufen, den Glukosespiegel im Blut erhöhen und Diabetes auslösen, den weiblichen Zyklus sowie den Sexualtrieb und sogar die Zeugungsfähigkeit beeinflussen. Er kann Muskelschmerzen bedingen, die sich etwa als Migräne, Zahnprobleme oder chronische Rückenschmerzen manifestieren. Letztlich gibt es keine Körperpartie, die langfristig gegen stressbedingte Schäden gefeit ist. Grund genug, dem Stress den Kampf anzusagen.

DAUER: 2-3 MINUTEN

ÜBUNG:

Stressabschätzung I

Einen gewissen Stress in Bezug auf Arbeit, Familie, Geld, Wohnung oder Liebe haben wir wohl alle. Weil uns etwa die Bürokratie über den Kopf wächst oder zig unbeantwortete E-Mails Panik erzeugen. Individuell unterschiedlich sind jedoch Situation und Auslöser, die das Fass zum Überlaufen bringen.

1. Zur Vorbereitung auf diesen Punkt denken Sie bitte kurz an Dinge, die Sie stressen. Ist die Belastung an bestimmten Tagen schlimmer als an anderen? Dienstags vielleicht? Wie fühlen Sie sich um 13:42 Uhr? Was macht Sie unzufrieden, besorgt oder ängstlich? Finden Sie eine bestimmte Person oder Situation generell schwierig?
2. Notieren Sie sich Ihre Antworten, wir kommen darauf zurück.

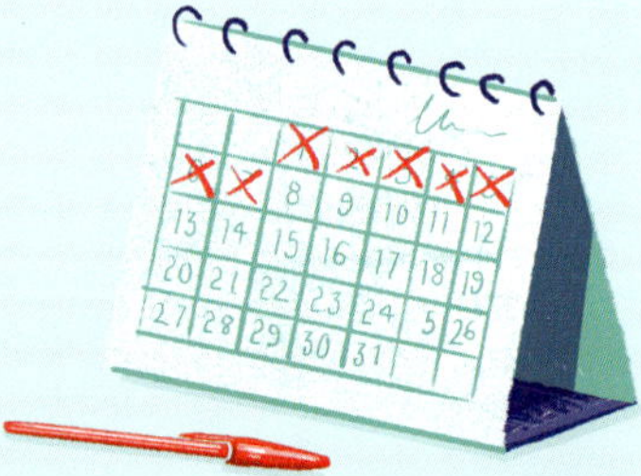

DAUER: 5-10 MINUTEN

ÜBUNG:

Stressabschätzung 2

In dieser Übung schätzen wir sowohl unseren lang- als auch den kurzfristigen Stress ab.

1. Nehmen Sie bequem auf einem Stuhl Platz (oder legen Sie sich ins Bett), um sich zu entspannen.
2. Beobachten Sie Ihre Atmung (wie in der Übung auf Seite 10), Ihr Ein- und Ausatmen.
3. Nehmen Sie Ihren Körper bewusst wahr. Wie fühlen Sie sich?
4. Scannen Sie kurz Ihren Körper: Bei den Füßen und Fußgelenken beginnend arbeiten Sie sich über Beine, Hüften, Bauch, Rücken und Brustkorb hoch bis zu den Schultern, Armen, Händen, Hals, Gesicht und Kopfhaut. Spüren Sie irgendwelche Verspannungen? Tut Ihnen etwas weh?

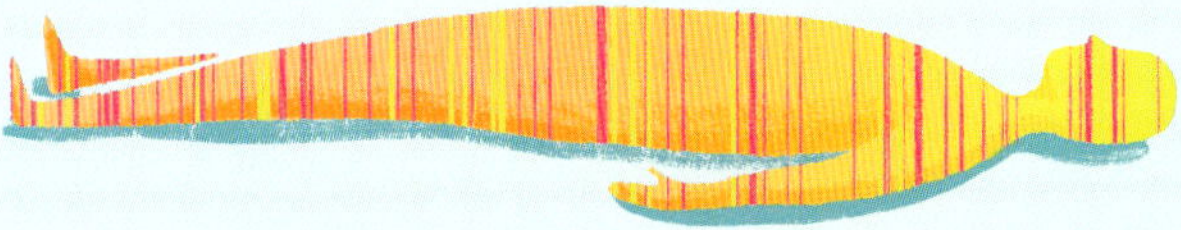

5. Schmerzen registrieren Sie einfach und machen weiter. Versuchen Sie, nichts zu verändern. Entspannen Sie sich nur und bleiben Sie sich Ihres Körpers bewusst.
6. Denken Sie an die von Ihnen (in der Übung auf Seite 56) genannten Stressoren. Erinnern Sie sich, wie sie sich im jeweiligen Moment körperlich auswirken. Beschleunigt sich Ihr Herzschlag? Atmen Sie flacher? Spannen sich Ihre Muskeln an und beißen Sie die Zähne aufeinander? Wird Ihnen plötzlich kalt oder heiß und Sie erröten?
7. Wenn Sie mögen, können Sie sich anschließend Notizen machen. Und vergessen Sie nicht: Hier geht es darum, Ihren Stress abzuschätzen. Auf sofortige Veränderungen zielte diese Übung nicht ab. Sie brauchen es also gar nicht zu versuchen.

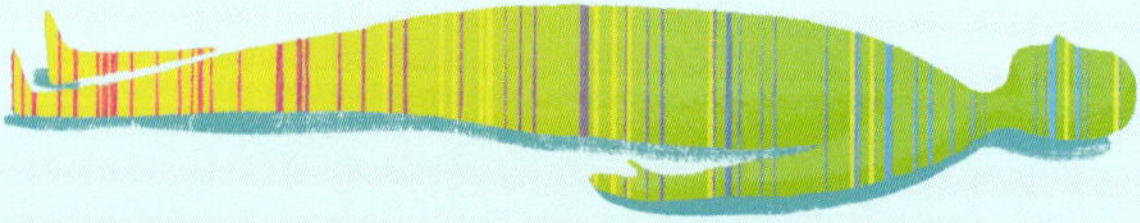

Zwei Wege zur Stressbewältigung

Die letzten beiden Übungen zur Stressabschätzung haben gezeigt, *wann* und *wodurch* Sie gestresst werden. Damit steht Ihnen nun eine persönliche Liste Ihrer Stressursachen und -symptome zur Verfügung. Nun stelle ich Ihnen zwei Atemübungen vor, die Sie unmittelbar vor oder nach einer solchen akuten Belastung durchführen können.

Zwar können Sie vielleicht nicht die Situation verändern, die Sie stresst. Aber Sie können etwas an Ihrer körperlichen Reaktion darauf tun – und damit zugleich positiv auf Ihren langfristigen Umgang mit Stressoren einwirken.

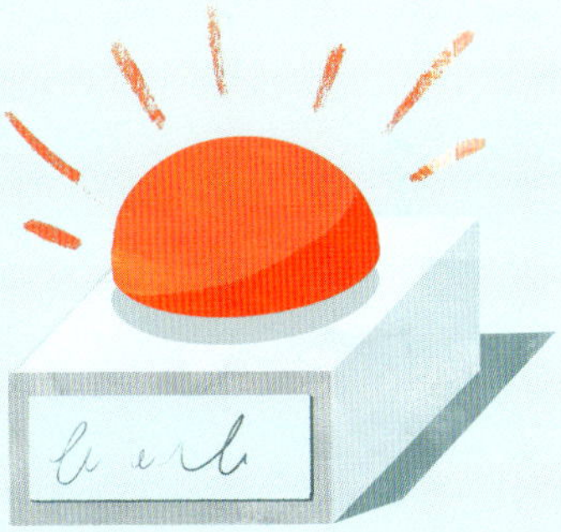

DAUER: 2 MINUTEN

ÜBUNG:

Airconditioner-Atmung *(Sitkari Pranayama)*

Sitkari bedeutet »schlürfen« oder »zischen«, und das trifft es genau. Denn in dieser Übung saugen Sie die Luft durch die Zähne ein, um sich körperlich abzukühlen und zu beruhigen – ganz wie es ein Schluck kaltes Wasser tut. Richtig angewendet hilft Ihnen *Sitkari Pranayama*, im Angesicht von Widrigkeiten kühl, ruhig und gelassen zu bleiben.

1. Setzen Sie sich mit geschlossenen Augen bequem hin. Beobachten Sie (wie auf Seite 10 beschrieben) Ihre Atmung und beginnen Sie möglichst auch schon, sie zu regulieren. Sie zählen jeweils bis vier, während Sie durch den Mund einatmen, pausieren und durch die Nase ausatmen. Insgesamt zehnmal.
2. Danach beißen Sie die Zähne aufeinander und ziehen die Lippen so weit wie möglich zurück. Stellen Sie sich vor, Sie wären eine erboste Comic-Katze. (Das hört sich albern an, hat aber durchaus Sinn.) So wird Ihr Fokus von dem Stressauslöser ab- und zurück in den Körper gelenkt, was Sie erdet. Und die kühlen-

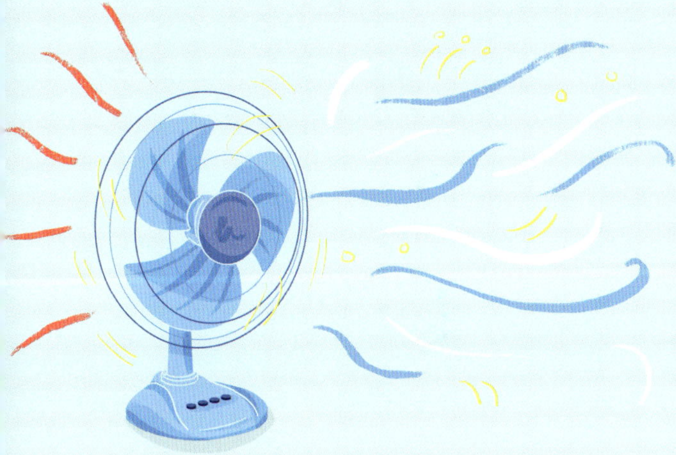

de Atmung, die durch diese Mimik möglich wird, stabilisiert den Herzschlag, beruhigt und gleicht die Atemtätigkeit aus.

3. Atmen Sie bis vier zählend also durch die Zähne ein. Hören Sie das Zischen? Im Mund, in der Kehle und auf dem Weg in Lunge und Bauch sollte sich die Luft kühl anfühlen.
4. Nun entspannen Sie die Lippen, schließen den Mund und atmen durch die Nase aus.
5. Diesen Ablauf wiederholen Sie mindestens zwanzig Atemzüge lang, bis Sie spüren, dass sich Ihr Herzschlag normalisiert hat.

DAUER: 2-10 MINUTEN

ÜBUNG:

Kühlende Atmung *(Sitali Pranayama)*

Auch diese kühlende, beruhigende Atemübung beruht auf einer alten Yogatechnik. Um sie durchführen zu können, müssen Sie genetisch in der Lage sein, Ihre Zunge horizontal aufzurollen. Sollten Sie es nicht können, machen Sie sich nichts daraus: Unmögliches zu versuchen bringt nichts. Betrachten Sie *Sitali Pranayama* in dem Fall als eine Zusatzübung, die Sie gern überspringen können. Ansonsten stellen Sie sich die Bewegung der Zunge wie das Aufrollen eines Blattes vor, das hilft.

1. Setzen Sie sich bequem aufrecht hin und atmen Sie einige Minuten tief ein und aus.
2. Beobachten Sie Ihren Atem (wie auf Seite 10) und beginnen Sie dann, ihn allmählich zu vertiefen und zu intensivieren, sodass Sie bis tief in den Bauch und in den gesamten Brustkorb atmen. Und zwar durch den Mund ein und durch die Nase aus.
3. Öffnen Sie den Mund zu einem O. Dann strecken Sie die Zunge raus und rollen sie der Länge nach ein. Durch das so entstandene U saugen Sie die Luft wie durch einen Trinkhalm ein. Genießen Sie die Kühle,

mit der sie in Ihren Körper eindringt. Dann ziehen Sie die Zunge wieder ein, machen den Mund zu und atmen durch die Nase aus. Diesen Vorgang wiederholen Sie acht Atemzüge lang.

4. Nach acht normalen gönnen Sie sich weitere acht kühlende Atemzüge.

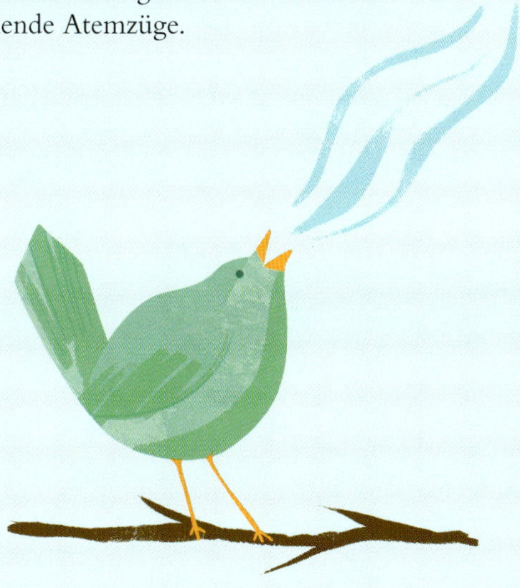

Gegen den Pendlerblues: 18 Uhr

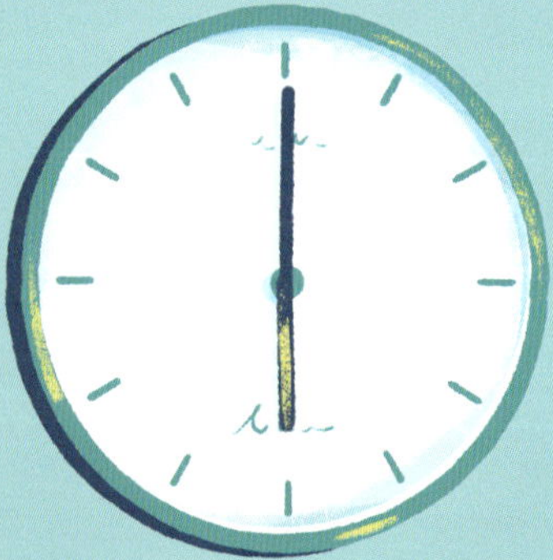

Reisen hat etwas Magisches. Sollte es jedenfalls.

Erinnern Sie sich an die Reisen Ihrer Kindheit? Als die Welt vor dem Zugfenster vorbeizog? Wissen Sie noch, wie spannend das Fliegen war? Sogar der Schulweg konnte aufregend sein: Ein Wechsel des Wetters oder der Jahreszeiten förderte so viel Neues zutage, das sich erkunden und begreifen ließ. Tau auf Gras etwa oder Eis auf Pfützen. Und selbst im Teenageralter war die Welt noch voller Wunder. Oder fanden Sie es vielleicht nicht cool, abends mit ihren Freundinnen hinten im Bus zu sitzen … auf dem Weg zu neuen Abenteuern?

Ich weiß nicht, wann und warum dieses Staunen aufgehört hat, vermute aber, dass es damit zu tun hat, dass wir als Erwachsene meistens nur noch reisen, um schnell von A nach B zu gelangen. Wie komme ich am besten hin? Wie lang brauche ich? Und bin ich womöglich schon zu spät? Wie langweilig! Kein Wunder: Die meisten »Reisen«, die wir heute noch unternehmen, führen schließlich nur zum Arbeitsplatz und zurück.

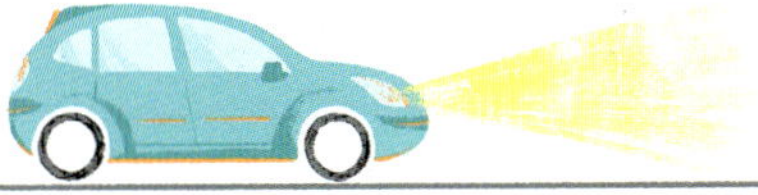

Der Preis des Pendels

Stellen Sie sich vor: Im letzten Jahr ist im UK eine Strecke von 801 Milliarden Kilometer zurückgelegt worden. 20 Prozent davon fielen auf den Arbeitsweg, insgesamt also 160,2 Milliarden Kilometer. Der durchschnittliche Arbeitsweg in Großbritannien dauert dreißig bis vierzig Minuten. Die Berechnung der kollektiven Lebenszeit, die wir darauf verwenden, zum Job und wieder nach Hause zu kommen, überlasse ich den Mathematikern. Klar ist jedoch: Da kommt einiges zusammen.

Wir scheinen dazu verdonnert, einen Großteil unserer Lebenszeit in überfüllten Bussen, im Stau oder eingepfercht in der Bahn verbringen zu müssen. Wir versuchen, das Beste daraus zu machen, indem wir unterwegs arbeiten: am Handy oder Laptop. Denn Zeit ist ja schließlich Geld. Das Ergebnis einer Studie der Zeitschrift *Psychology Today*, der zufolge der Arbeitsweg zu unseren »unangenehmsten« Aktivitäten gehört, verwundert daher nicht im Geringsten. Schließlich heißt es sogar, es bestehe ein direkter Zusammenhang zwischen der Länge des Arbeitswegs und der Verschlechterung unseres psychischen Wohlbefindens.
Im vorigen Kapitel haben wir erfahren, wie sich Stress körperlich auswirken kann. Trägt der Arbeitsweg das Seine noch hinzu, müssen wir umso dringender etwas dagegen tun.

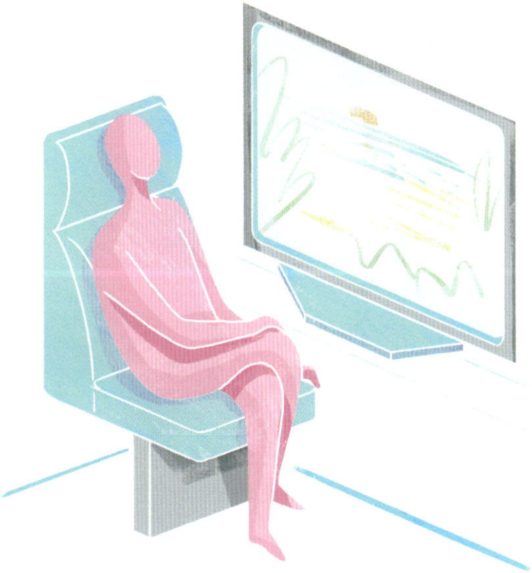

Gewinnen Sie die Kontrolle zurück

Ich weiß schon, was Sie denken: dass Ihr Arbeitsweg unveränderlich ist. Das stimmt vermutlich sogar. Und allein aufgrund des Arbeitsweges werden Sie wohl auch nicht den Job wechseln. Hier geht es aber nicht um das, was nicht möglich ist, sondern um all die kleinen Veränderungen, die zusammen einen großen Unterschied bewirken. Was also können Sie ändern?

Die folgenden Vorschläge sollen Ihnen helfen, Ihren Arbeitsweg angenehmer und weniger stressig zu gestalten. Außerdem können sie Sie vielleicht dabei unterstützen, unterwegs das Beste aus Ihrer Lebenszeit zu machen.

Aber die Sache ist die, und wenn Sie bis hierher gelesen haben, wissen Sie wahrscheinlich schon, was ich sagen will: Die Modifikationen, die ich Ihnen vorschlage, zielen nicht auf Veränderungen Ihrer Außenwelt ab. Denn schließlich geht es ja immer noch um die Fahrt zum Arbeitsplatz und zurück. Und die ist eben womöglich langweilig, schweißtreibend, klaustrophobisch und strapaziös. Nein, hier kommt es vor allem darauf an, uns selbst zu analysieren und unsere Reaktionen auf solche Situationen zu beobachten. Wir versuchen herauszufinden, was wir steuern können und was nicht, und wie wir am besten mit diesem Gegensatzpaar umgehen.

Nutzen Sie also alles, was Sie für Ihren Körper, Ihre Atmung und Ihre Erfahrungen tun können, und lassen Sie den Rest los.

DAUER: 5-10 MINUTEN

ÜBUNG:

Der Pendlerblues

1. Überlegen Sie kurz, was Ihren Arbeitsweg eigentlich so stressig macht, und notieren Sie sich Ihre Beobachtungen. Empfinden Sie ihn als Überforderung, als Zumutung für Ihren Geruchssinn oder als viel zu laut? Sind Sie immer spät dran? Bekommen Sie von zu langem Sitzen Rückenschmerzen, oder bewirkt Ihre schwere Aktentasche eine einseitige Belastung Ihres Körpers? Fährt die Bahn für Ihren Geschmack viel zu lange unterirdisch? Erreichen Sie Ihren Arbeitsplatz meistens abgekämpft und verschwitzt? Im Folgenden behandele ich einige dieser Probleme und mögliche Lösungen.

Viel zu laut

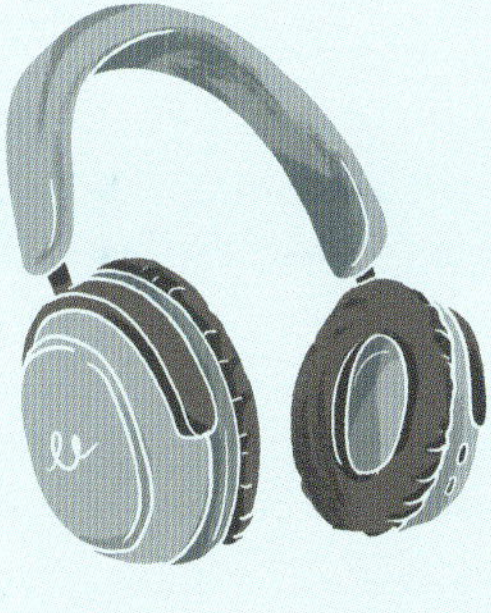

Gönnen Sie sich Kopfhörer mit Geräuschunterdrückung. Hörbücher sind ideal für unterwegs und Podcasts beziehungsweise Radiosendungen, die häufig kostenfrei angeboten werden, versorgen Sie mit

Infos, für die Sie sich zuvor womöglich nie interessiert haben. Die Konzentration auf Bildungsinhalte kann Ihnen das Gefühl geben, dass die Zeit, in der Sie unterwegs sind, nicht vergeudet ist. Außerdem kann man sich dadurch, dass man etwas Neues lernt, gut von Lärm und Störgeräuschen ablenken.

Dasselbe gilt für Kreuzworträtsel und Sudokus – auf Papier oder am Handy.

Hier stinkt's!

Ein paar Tropfen eines ätherischen Öls auf dem Taschentuch (etwa Bergamotte oder Rosmarin für Klarheit, Teebaumöl zur Erfrischung) wirken Wunder gegen unangenehme Gerüche, ohne die Mitreisenden olfaktorisch zu belästigen.

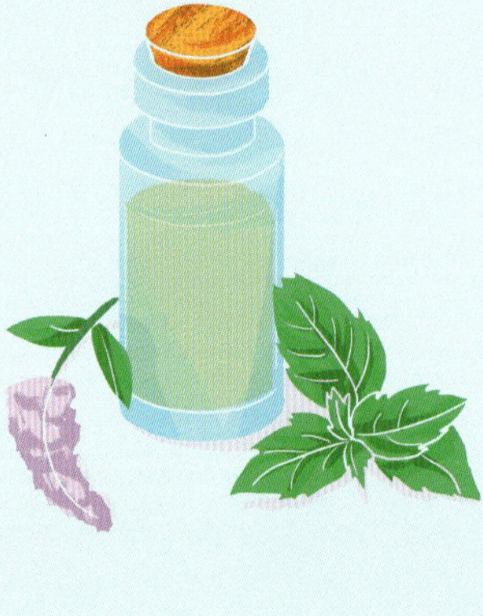

Zu unbequem

Die folgende einfache Dehnübung können Sie im Sitzen oder auch im Stehen durchführen. Beobachten Sie zunächst einen Moment lang Ihre Atmung (wie auf Seite 10 beschrieben). Rollen Sie dann die Schultern zurück, erst die linke, dann die rechte, schließlich beide zusammen. Zehnmal wiederholen.

Tipp!

Ersetzen Sie Ihre Tasche durch einen rückenfreundlichen Rucksack. Heute gibt es viele Modelle, die sich perfekt fürs Büro eignen.

Zu lang

Wie wär's: Können Sie an Ihrem Fahrtziel ein paar Minuten an der frischen Luft verbringen? Den Wagen etwas weiter weg parken oder eine Busstation früher aussteigen? Ein kleiner Spaziergang im Freien gibt Ihnen die Gelegenheit, gedanklich den hinter Ihnen liegenden Tag zu verarbeiten, Ihre Muskeln zu bewegen und zu sich zu kommen.

Fokussieren Sie sich

Wenn Sie ohne Kopfhörer und Aromaöl in Ihrem Verkehrsmittel festhängen, kommt es paradoxerweise besonders darauf an, dass Sie der Situation bewusst begegnen. Achten Sie auf Ihre Atmung und fixieren Sie dann einen kleinen festen Punkt ganz in Ihrer Nähe. Auf den konzentrieren Sie sich. Nehmen Sie jedes Detail an ihm wahr und prägen Sie es sich ein. Diese Art geistiger Beschäftigung hilft, die belastende Außenwelt auszublenden.

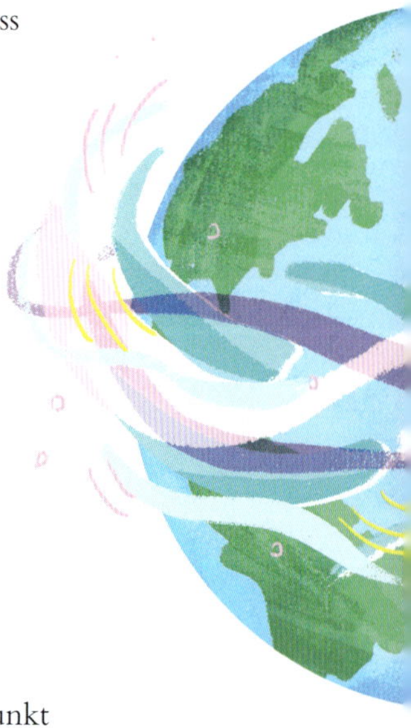

Wovon wir hier natürlich in Wahrheit sprechen, ist Achtsamkeit – Dreh- und Angelpunkt jeder Atemarbeit und vielleicht sogar das Herzstück von Glück und

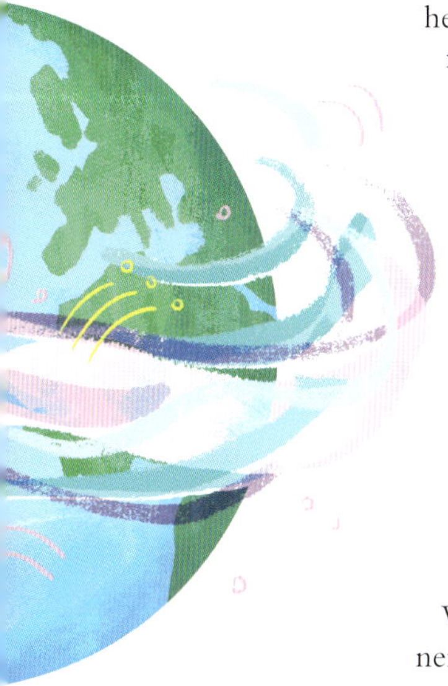

Zufriedenheit. Nur wenn wir wissen, wer und wie wir sind, können wir in dieser zunehmend hektischen Welt klarkommen. Und hier kommt die Atmung ins Spiel: Denn sie ist womöglich das Einzige, was wir je wirklich kennen können. Etwas höchst Individuelles, das ins universelle Außen reicht. Unsere elementarste Verbindung mit der Umwelt. Letztlich ist die Steuerung des Atems gleichbedeutend mit der Kontrolle der Welt, soweit wir sie kennen. Und diese ermöglicht es uns, alles loszulassen, was uns nichts angeht oder außerhalb unserer Reichweite liegt.

DAUER: 10 MINUTEN

ÜBUNG:

Die 4-Quadrat-Atmung

Die Übung beruht auf jener Yogapraktik namens *sama vritti*, die auch der 4-4-Atmung (Seite 15) zugrunde liegt. Berühmt ist sie geworden, weil sich die US Navy SEALs ihrer in gefährlichen Situationen mit Fremden bedienen, was für mich eine ziemlich gute Charakterisierung des Berufsverkehrs darstellt. Auch hier geht es darum, den Atem zu stabilisieren. Diesmal atmen Sie auf vier ein, zählen bis vier in der Atempause, atmen auf vier aus und – das ist neu – legen nach dem Ausatmen ebenfalls bis vier zählend eine Pause ein.

1. Nachdem Sie es sich bequem gemacht haben, beobachten Sie kurz Ihren Atem (siehe Seite 10), dann regulieren Sie ihn ein wenig, atmen langsam auf vier ein.
2. Beim Ausatmen entlassen Sie alle Luft aus Ihrer Lunge und zählen wieder stumm bis vier.

3. Wieder auf vier zählend atmen Sie durch die Nase ein.
4. Ebenfalls auf vier stellen Sie jede Atemtätigkeit ein, die Luft sammelt sich in Ihrem Brustraum.
5. Schließlich atmen Sie auf vier durch die Nase aus und zählen ohne zu atmen erneut bis vier.
6. Atmen Sie zehn Minuten lang so weiter – die beruhigende Wirkung dieser Technik wird Sie überraschen.

Endlich wieder daheim:

21 Uhr

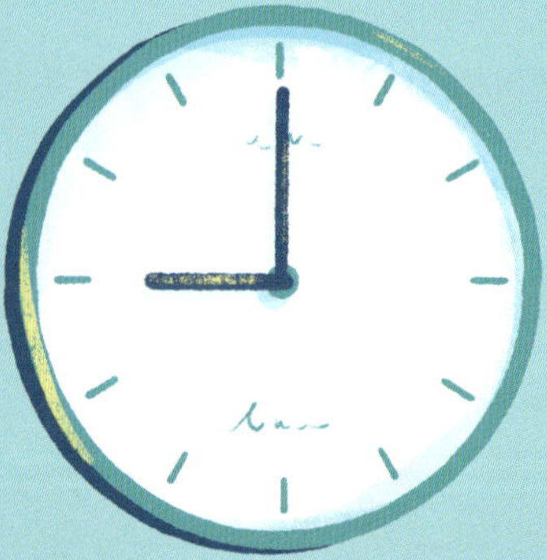

Nach einem (weiteren) langen Arbeitstag sind Sie endlich wieder daheim und haben Ihre Aufgaben für heute erledigt. Jetzt ist Ihre Zeit gekommen – im Idealfall jedenfalls.

Doch allzu oft werden unsere Abende den Hoffnungen, die wir in sie setzen, nicht gerecht. Weil sie im Grunde nur eine Verlängerung des Arbeitstages an einem anderen Ort darstellen. Wie oft beantworten Sie noch um 23 Uhr E-Mails, erinnern sich unmittelbar vor dem Einschlummern daran, dass die Wäsche noch in der Maschine liegt oder ertappen sich bei stundenlangem sinnbefreitem Surfen im Internet? Und was tun Sie wirklich für Ihre Entspannung?

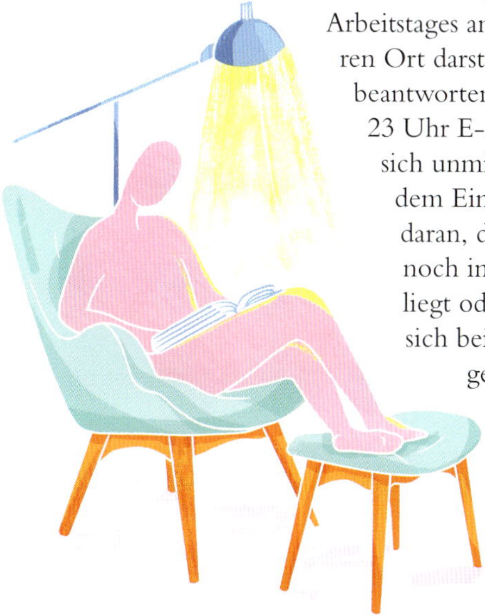

Sie *dürfen* sich Zeit für sich nehmen, egal, ob zwei Stunden für einen Abendkurs, eine halbe zum Lesen oder auch nur zehn Minuten, um eine Atemübung durchzuführen. Sie *dürfen* sich entspannen, alle viere von sich strecken. All das dürfen Sie, und Sie dürfen es wollen.

Theoretisch wissen Sie das natürlich. Fragt sich nur: Woher die Zeit dafür nehmen? Schließlich scheint doch das ganze Leben fürs Malochen und Organisieren draufzugehen. Jedoch – und das wird Sie überraschen – verbringen die meisten nur etwa vierzig Stunden pro Woche bei der Arbeit, und wenn sie jede Nacht acht Stunden schlafen (was Sie vermutlich nicht tun, aber dazu später), summieren die sich von Montag bis Freitag zu weiteren vierzig Stunden, sodass ihnen noch einmal die gleiche Zeit – vierzig Stunden! – für sich bleibt. Ungeachtet der Wochenenden.

Zeit haben wir also. Es kommt nur darauf an, wie wir sie nutzen.

Wie entspannen Sie sich?

Nicht jede Entspannung bringt etwas. Vieles gibt nur vor, zur Erholung beizutragen. Fernsehen ist okay – aber tut es uns auch gut? Fühlen wir uns nach einer Folge *Friends* etwa besser? Vermitteln uns die Spätnachrichten tatsächlich Neues, oder verlängern sie nur den steten Fluss negativer Infos aus unseren mobilen Endgeräten? Bringt uns das geistlose Durch-Social-Media-Scrollen weiter, oder hemmt es uns nicht eher?

Einer Studie von 2012[4] zufolge trinken zwei Drittel der Menschen im UK »zur Entspannung« abends Alkohol – was viele ungünstige Folgen zeitigt, die aufzuzählen den Rahmen dieses Buches deutlich sprengen würde. Doch verbessert Alkohol wenigstens die Schlafqualität? Fühlen Sie sich nach einem feuchtfröhlichen Abend am nächsten Morgen frisch und aktiv?

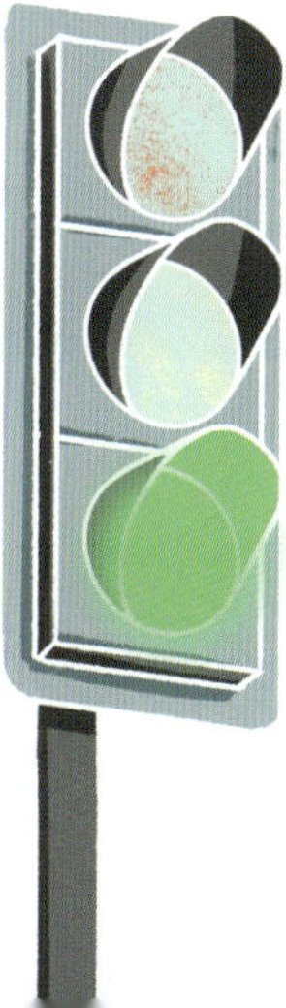

Natürlich kennen Sie die Antworten. Aber haben Sie sich je gefragt, was all das über unsere Fähigkeit aussagt, uns wirklich zu entspannen? Was muss uns fehlen, wenn wir so viele äußere Hilfsmittel brauchen, um abschalten zu können? Was ist uns abhandengekommen?

Lernen Sie innezuhalten

Eigentlich sollte man ja meinen, dass wir von Geburt an über die Fähigkeit zu entspannen verfügen, nicht wahr? Aber so einfach scheint es irgendwie nicht zu sein. Deshalb hängen wir abends so oft vor der Glotze oder am Smartphone.

Tagsüber laufen unsere Stressrezeptoren auf Hochtouren, ständig bereit, die Kampf-oder-Flucht-Reaktion auszulösen. Unsere Handys senden ständig Stresssignale, im Berufsverkehr sind wir mit Mengen von ebenso Gestressten zusammengepfercht, Koffein putscht uns auf, bis es zum Crash kommt.

Doch worum es wirklich geht, ist natürlich das *Innehalten*.

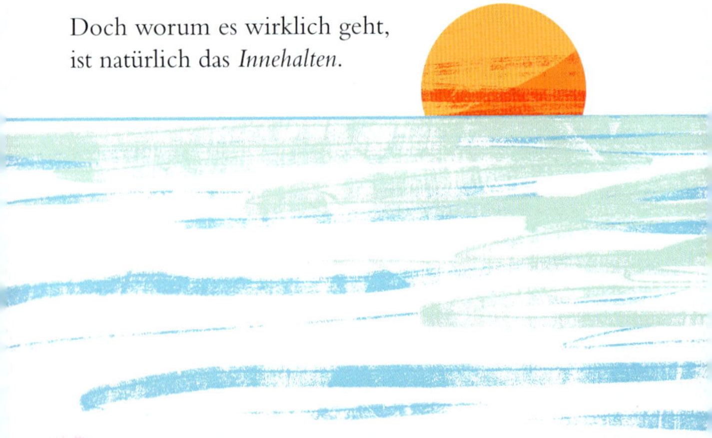

Stellen Sie sich einen voll besetzten Bus vor. So ein Bus stoppt nicht jäh, wenn die Bremse betätigt wird, sondern bleibt noch etwas in Bewegung. Wird nicht im richtigen Moment gebremst (das heißt, deutlich *bevor* der Bus zum Halten kommen soll), fährt er an der Station vorbei, was sowohl die Passagiere als auch die an der Haltestelle Wartenden durcheinanderbringt und womöglich sogar einen Unfall verursacht. Höchste Zeit also, dass wir lernen, das Tempo zu drosseln, bevor wir auf die Bremse treten.

Aber das tun wir in diesem Buch letztlich ja schon von Anfang an: Wir lernen, wie man immer mal wieder die Bremse betätigt – sogar schon, bevor wir auch nur das Stoppschild sehen.

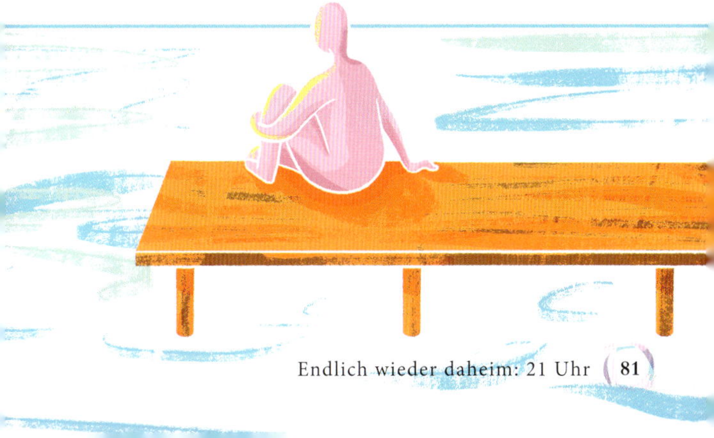

Verändern Sie Ihre Abendroutine

Auch wenn Sie vermutlich noch keine Gelegenheit hatten, alles, was Sie in diesem Buch erfahren haben, praktisch anzuwenden, sollten Sie jetzt die Chance ergreifen und Ihre Abendroutine verändern – gleich heute noch!

Die folgende Übung beruht auf der Praxis der Achtsamkeit und ist unter dem Namen Bodyscan bekannt. Sie bringt sie in Kontakt mit Ihrem Körper und Ihren physischen Empfindungen. Richtig durchgeführt dauert diese Übung circa zwanzig Minuten. Und diese Zeit bringen Sie garantiert auf, versprochen!

Der Bodyscan wird zwar nicht alle Ihre Probleme lösen, hilft Ihnen aber, sie zu identifizieren. Und so wird er Sie wenigstens heute Abend dabei unterstützen, herauszufinden, was Sie Ihrem armen müden Körper Gutes tun können. Außerdem sorgt er dafür, dass Sie zwanzig Minuten lang keinen Alkohol trinken und nicht aufs Handy schauen. Anschließend werden Sie überrascht sein, wie gut Sie sich fühlen.

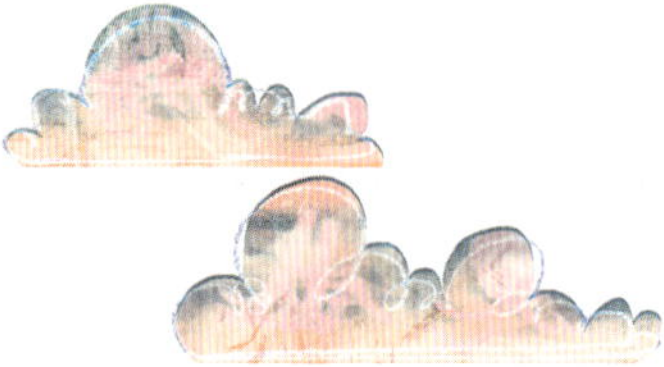

DAUER: 20 MINUTEN

ÜBUNG:

Bodyscan

Diese Übung, die eine beinahe tranceartige Entspannung bewirken kann, hilft Ihnen zu erkennen, wie sich der hinter Ihnen liegende Tag körperlich auf Sie ausgewirkt hat.

1. Sie liegen bequem auf dem Bett oder Sofa und atmen tief ein und aus. Sie beobachten Ihren Atem (wie auf Seite 10 beschrieben), ohne jedoch auf ihn einzuwirken.
2. Registrieren und respektieren Sie Ihre Atmung. Sie ist, wie sie ist. Ihr Tag war auch, wie er war. Und Sie sind, wer Sie sind. Das ist alles gut so. Sie sind jetzt hier und in Sicherheit. Zumindest die nächsten zwanzig Minuten lang verlangt außer Ihnen selbst nichts und niemand Ihre Aufmerksamkeit.
3. Wie fühlen Sie sich? Physisch und psychisch? Wie fühlt sich Ihr Körper auf der Unterlage an? Wie empfinden Sie diese Übung? Als albern? Oder übertrieben? Schwirrt Ihnen der Kopf? Es geht hier nicht um irgendwelche Bewertungen, sondern nur darum, dass Sie sich so akzeptieren, wie Sie momentan sind.
4. Spüren Sie den Atem in Ihrer Kehle, im Brustkorb, in der Lunge? Nehmen Sie jeden Atemzug wahr, als

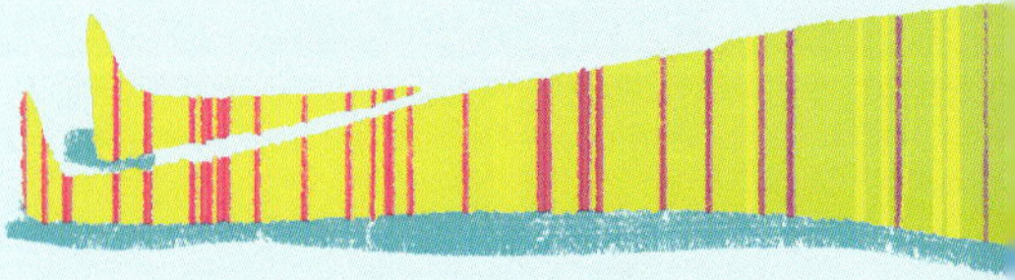

wäre er Ihr erster überhaupt. Registrieren Sie Ihren Puls und wie Ihr Körper in sich ruht und auf der Unterlage.

5. Dieselbe Aufmerksamkeit widmen Sie jetzt Ihren kleinen Zehen. Wie fühlen sie sich an? Vielleicht haben Sie sich bisher höchstens für sie interessiert, wenn sie schmerzten. Jetzt können Sie alles nachholen. Lenken Sie Ihr inneres Augenmerk dann auch auf Ihre anderen Zehen. Auf Ihre Fußgewölbe, die Fersen, Fußgelenke. Wie fühlen sich diese Körperteile jeweils an? Tun sie weh oder sind sie verspannt? Registrieren Sie jede Empfindung.
6. Lenken Sie Ihre Aufmerksamkeit nun allmählich auf die Beine, auf die Waden, Knie, Oberschenkel und Hüften. Mehr ist gar nicht nötig. Sie müssen sich nur ganz auf sich und den gegenwärtigen Moment konzentrieren.
7. Folgen Sie den Bewegungen Ihres Atems durch den Körper. Und lenken Sie Ihre Aufmerksamkeit von den Füßen in die Beine und von dort aus in

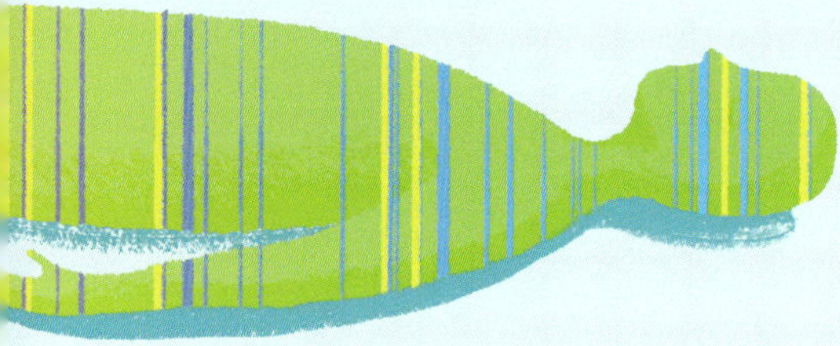

den Oberkörper (Rücken, Bauch, Brust). Achten Sie auf jede Empfindung und jedes Gefühl. Verändern Sie nichts, nehmen Sie bloß alles wahr und akzeptieren Sie es.

8. Ihr Körper ist wertvoll. *Sie* sind wertvoll. Ihre Gefühle und Empfindungen sind echt und wahrhaftig. Sie atmen ein und atmen aus. Dann lenken Sie Ihre Aufmerksamkeit in die Arme, die Ellbogen, in Ihre Hände, die Finger und Fingerspitzen.
9. Sie atmen ein und atmen aus. Bringen Sie Ihre Aufmerksamkeit nun langsam wieder in die Arme zurück, in Ihren Hals, die Schultern, in Kehle, Kinn und Wangen, zum Mund, zu Nase, Augen, Ohren und Kopfhaut. Jeder Teil Ihres Körpers ist wertvoll. Und verdient Ihre Aufmerksamkeit.
10. Sobald Sie so weit sind, öffnen Sie die Augen und kommen allmählich zurück. Nehmen Sie das Licht wahr und die Atmosphäre im Raum. Wie fühlen Sie sich jetzt?

In den Schlaf finden

Bei der Verarbeitung von Stress spielt Schlaf eine enorm große Rolle. Aber genau wie Entspannen fällt auch das Schlafen vielen gar nicht so leicht. Etwa jede(r) Dritte in Großbritannien leidet, wie eine Untersuchung[5] ergeben hat, unter Schlafstörungen. Was aber lässt sich dagegen tun?

Jedenfalls gibt es Grund zur Hoffnung, auch wenn Ihnen das Ein- und Durchschlafen momentan schwerfallen sollte.

Koffein

Können Sie Ihren abendlichen Koffeinkonsum vielleicht einschränken und auf die letzte Tasse Kaffee abends um zehn verzichten? Oder auf grünen, weißen beziehungsweise Rooiboos-Tee umsteigen?

Alkohol

Alkohol erleichtert zwar womöglich das Einschlafen, verhilft aber nicht zu der Art Tiefschlaf, die Sie brauchen. Was mich zu der Bitte veranlasst, Ihren Konsum zu überdenken und gegebenenfalls zu reduzieren.

Bildschirmzeit

Blaues Licht wie vom Screen des Handys vermittelt dem Hirn auch nachts den Eindruck, es sei Tag, sodass wir unangemessen munter bleiben. Versuchen Sie deshalb, eine Stunde vor dem Schlafengehen nicht mehr aufs Handy zu schauen. Ist Ihnen das nicht möglich, empfehle ich die Installation einer App, die das Licht des Geräts abschwächt. Laden Sie Ihr Handy statt am Bett in der Küche auf und lesen Sie lieber ein gutes altes – gedrucktes – Buch.

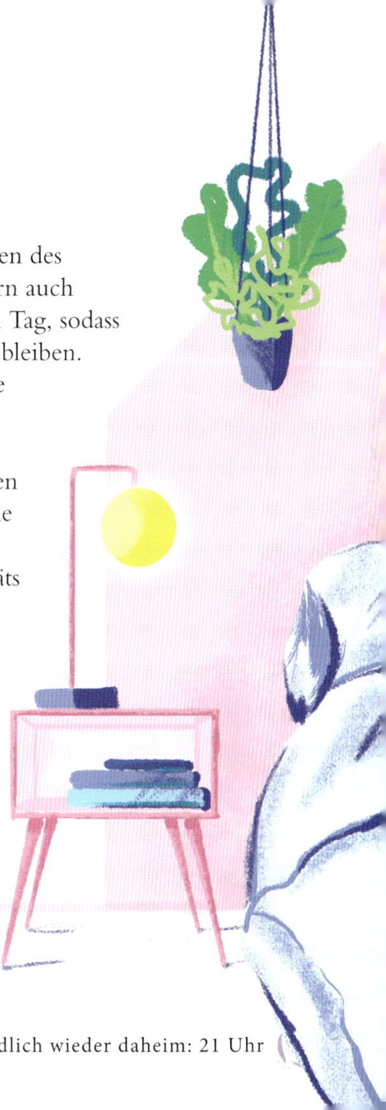

Schlafhygiene

Das Bett ist zum Schlafen da und nicht zum Ferngucken, Arbeiten, Simsen oder Whatsappen. Den Kopf darauf zu trainieren, dass er Bett mit Schlaf assoziiert, hilft dem Reptilienhirn, dem ältesten Teil des Gehirns, sich zu entspannen: Im Bett ist es sicher wie in einer Höhle.

Schlafroutine

Es gibt weitere Möglichkeiten, Ihrem Reptilienhirn zu verklickern, dass es sich gefahrlos entspannen kann. Indem Sie ihm signalisieren, dass sich der Tag seinem Ende zuneigt (und den Bus quasi sanft abbremsen), ermöglichen Sie es sich, im passenden Moment zum Stillstand zu kommen, statt bis vier Uhr früh weiterzuschlittern. Was alles Ihre Schlafroutine ausmachen kann? Etwa ein schönes Bad, ein warmes Getränk ohne Koffein, ein gemütlicher Schlafanzug und womöglich auch die folgende Atemübung.

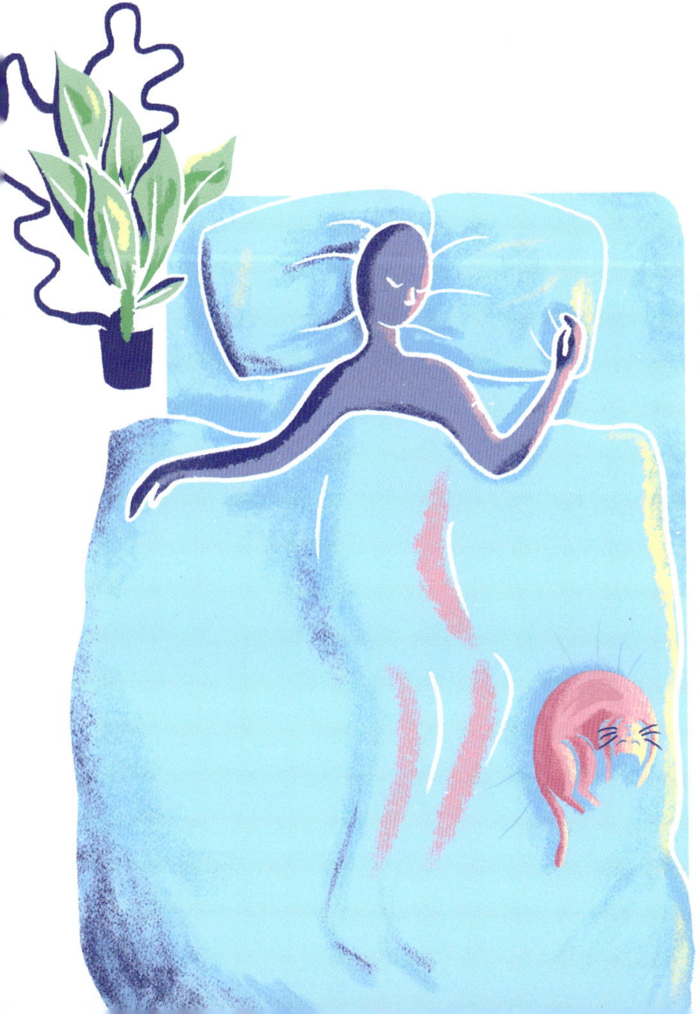

DAUER: 1+ MINUTEN

ÜBUNG:

Die 4-7-8-Atmung

Die von einem amerikanischen Arzt entwickelte 4-7-8-Atmung wird von vielen als wirksamer als eine Schlaftablette eingeschätzt. Manche sagen sogar, sie erzeuge innerhalb von sechzig Sekunden unwiderstehliche Müdigkeit.[6] In dieser Übung werden Sie zahlreiche Elemente von Übungen wiedererkennen, die ich Ihnen bereits vorgestellt habe.

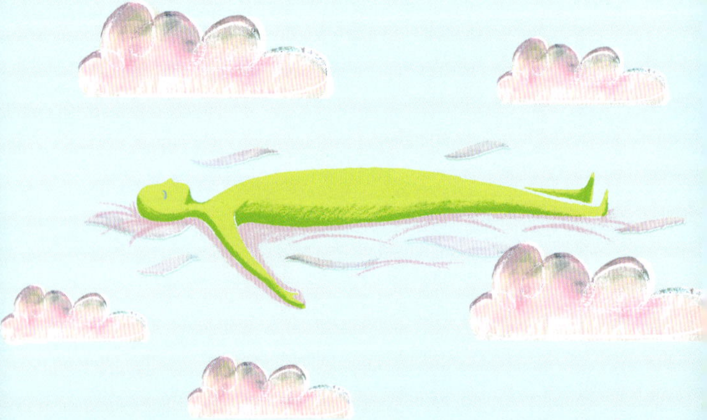

1. Gehen Sie ins Bett – ohne Handy oder Tablet. Schalten Sie das Licht aus und machen Sie es sich gemütlich.
2. Beobachten Sie (wie auf Seite 10 beschrieben) Ihre Atmung. Diesmal jedoch stoßen Sie beim Ausatmen die gesamte Luft zischend aus Ihrem Körper aus.
3. Legen Sie die Zunge von hinten an Ihre oberen Schneidezähne. So kann die Luft optimal zirkulieren.
4. Atmen Sie nun auf vier durch die Nase ein.
5. Während Sie bis sieben zählen, atmen Sie nicht.
6. Schließlich atmen Sie auf acht mit einem lauten Zischen aus.
7. Diesen Ablauf wiederholen Sie so lange, bis Sie einschlafen.

Nachwort

Eigentlich sollte es in diesem Buch nur ums Atmen gehen, aber das funktioniert nicht, ohne auch über das Leben zu schreiben. Nehmen Sie diese Einführung in die Welt von Pranayama und Achtsamkeit also auch als Ausgangspunkt für kleine Verbesserungen Ihres Alltags.

Und denken Sie immer daran: Sie und nur Sie sind für sich verantwortlich. Sie zählen, sind wichtig und haben alles Recht der Welt zu überlegen, was Sie wollen und wie Sie es erreichen. Sie verdienen es, zur bestmöglichen Version Ihrer selbst zu werden. Zum eigenen wie zum Wohl Ihres Umfeldes.

Leben und Zeit sind Geschenke. Durch achtsames Atmen, wie in diesem Buch vorgestellt, werden wir uns dieses Tatbestands nur noch bewusster.

Ich hoffe, *Das kleine Buch vom heilsamen Atmen* hilft Ihnen genauso weiter wie mir beim Schreiben, und wünsche Ihnen für Ihre künftige Praxis alles Gute. Wichtig ist mir noch der Hinweis, dass die Übungen nur als Anregungen zu verstehen sind und dass Sie im Zweifel eine Ärztin oder einen Heilpraktiker konsultieren sollten. Im Netz gibt es viele Videos, Podcasts und Apps, aber natürlich stehen Ihnen auch im »wirklichen Leben« zahlreiche Yogastudios mit Rat und Tat zur Seite.

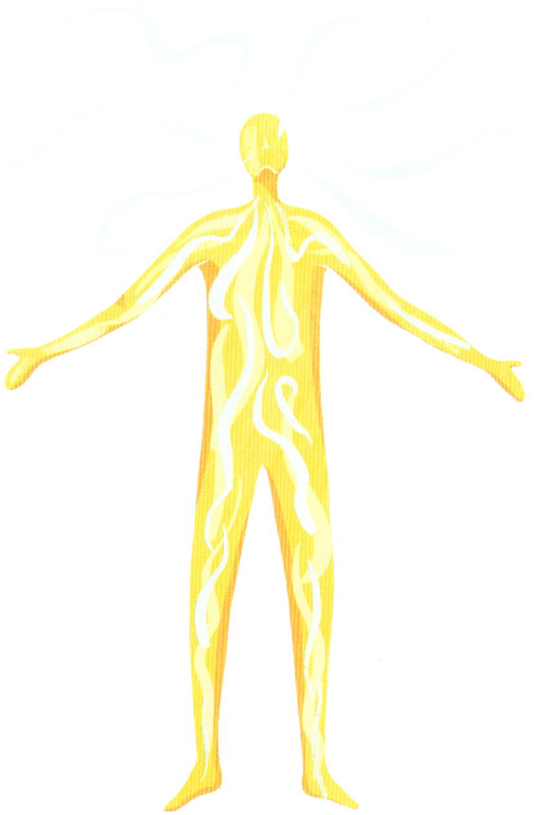

Anmerkungen

1. Nach einer Studie des amerikanischen Matratzenherstellers Amerisleep.
2. Siehe Film »Getting in Bed with Gadgets: Your Technology is Keeping You Awake«, https://visual.ly/community/videographic/health/getting-bed-gadgets (zuletzt abgerufen im Oktober 2021).
3. Rogers, P. J., Hohoff, C., Heatherley, S. V., et al.: »Association of the Anxiogenic and Alerting Effects of Caffeine with ADORA2A and ADORA1 Polymorphisms and Habitual Level of Coffeine Consumption«, in: *Neuropsychopharmacology*, 2010, 35(9), 1973-1983.
4. BBC News: »Two-thirds ›turn to drink‹ to Relax in the Evening« (6. Juli 2012), https://www.bbc.co.uk/news/health-18724115 (zuletzt abgerufen im Oktober 2021).
5. NHW-Website: »Sleep Problems in the UK Highlighted«, siehe https://www.nicswell.co.uk/health-news/sleep-problems-in-the-uk-highlighted (zuletzt abgerufen im Oktober 2021).

6. Knapton, Sarah: »Simple ›4-7-8-‹ Breathing Trick Can Induce Sleep in 60 Seconds«, in: *The Telegraph* (6. Mai 2015), https://www.telegraph.co.uk/science/2016/03/12/simple-4-7-8-breathing-trick-can-induce-sleep-in-60-seconds (zuletzt abgerufen im Oktober 2021).

Dank

Meinen Schwestern May, Alice und Hermine fühle ich mich für ihre Liebe und Unterstützung zu Dank verpflichtet ebenso wie meinem Vater George und meiner Mutter Ruth.

Gern bedanke ich mich auch bei allen Yogalehrkräften, Therapeut*innen und Expert*innen für Meditation, die mir im Laufe der Jahre zur Seite standen. Darüber hinaus gilt mein Dank allen, die mir je geholfen haben – oder mich haben ihnen helfen lassen. Es gibt kein stärkeres Zeichen für Vertrauen als die Bitte um Rat und Unterstützung. Deshalb bin ich euch mehr als dankbar. *Thank you very much.*
Last, but not least verneige ich mich dankend vor meiner Partnerin für ihre Geduld – und vor unseren Katzen für das genaue Gegenteil.